中医药畅销书选粹·方药存真

叶天士手集秘方

编　者　陆士谔

点校者　孙洽熙　辛凤兰　黄琳娜
　　　　张晓峰　高立云　高　杰
　　　　王极春　夏均青　黄雅惠
　　　　万　强

中国中医药出版社·北京

U0346196

图书在版编目（CIP）数据

叶天士手集秘方/陆士谔编. —2 版. —北京：中
国中医药出版社，2012.4（2020.5 重印）
（中医药畅销书选粹. 方药存真）
ISBN 978 - 7 - 5132 - 0662 - 4

Ⅰ. ①叶…　Ⅱ. ①陆…　Ⅲ. ①秘方—汇编—中国—清
代　Ⅳ. ①R289.349

中国版本图书馆 CIP 数据核字（2011）第 230719 号

中国中医药出版社出版
北京经济技术开发区科创十三街 31 号院二区 8 号楼
邮政编码　100176
传真　010 64405750
山东百润本色印刷有限公司印刷
各地新华书店经销

*

开本 880×1230　1/32　印张 9.5　字数 236 千字
2012 年 4 月第 2 版　2020 年 5 月第 3 次印刷
书号　ISBN 978 - 7 - 5132 - 0662 - 4

*

定价 32.00 元
网址　www.cptcm.com

出版者的话

　　中国中医药出版社作为直属于国家中医药管理局的唯一国家级中医药专业出版社，自创办以来，始终定位于"弘扬中医药文化的窗口，交流中医药学术的阵地，传播中医药文化的载体，培养中医药人才的摇篮"，不断锐意进取，实现了由小到大、由弱到强、由稚嫩到成熟的跨越式发展，短短的20多年间累计出版图书3600余种，出书范围涉及全国各级各类中医药教材和教学参考书；中医药理论、临床著作，科普读物；中医药古籍点校、注释、语译；中医药译著和少数民族文本；中医药政策法规汇编、年鉴等。基本实现了"只要是中医药书我社最多，只要是中医药教材我社最全，只要是中医药书我社最有权威性"的目标，在中医药界和社会上产生了广泛的影响。2009年我社被国家新闻出版总署评为"全国百佳图书出版单位"。

　　为了进一步扩大我社中医药图书的传播效应，充分利用优秀中医药图书的价值，满足更多读者，尤其是一线中医药工作者的需求，我们在努力策划、出版更多更好新书的同时，从早期出版的专业学术图书中精心挑选了一批读者喜欢、篇幅适中、至今仍有很高实用价值和指导意义的品种，以"中医药畅销书选粹"系列图书的形式重新统一修订、刊印。整套图书约100种，根据内容大致分为七个专辑："入门进阶"主要是中医入门、启蒙进阶类基础读物；"医经索微"是对中医经典的体悟、阐释；"名医传薪"记录、传承名医大家宝贵的临证经验；"针推精华"精选针灸、推拿临床经验；"特技绝活"展现传统中医丰富多样的特色疗法；"方药存真"则是中药、方剂的精编和临床应用；"临证精华"汇集临床各科精妙之法。可以说基本涵盖了中医各主要学科领域，对于广大读者学习中医、认识中医和应用中医大有裨益。

今年是"十二五计划"的开局之年，我们将牢牢抓住机遇，迎接挑战，不断创新，不辱中医药出版人的使命，出版更多、更好的中医药图书，为弘扬、传播中医药文化知识作出更大的贡献。

中国中医药出版社
2011 年 12 月

内 容 提 要

　　本书又名《叶天士秘方》，陆士谔编。书前有民国初年陆士谔的校识序文。本次点校整理的依据，即为陆氏的编校本。书中内容，涉及内、外、妇、儿、骨伤科等疾病60余类证候的效验秘方，且多为手抄集录之秘验偏方，特点为简、便、廉、验，很适合基层医生临证选用。正如陆氏所云："使穷乡僻壤，有不便延医者，按书救治，不致谬误。"

点 校 说 明

本书又名《叶天士秘方》，成书年代无确考，海内唯存1919年陆士谔校识本。

纵观全书，内、外、妇、儿、五官等科无所不包，分作六十门，各门所含方剂多寡不一。每方包括治症、组成、煎服或丸散制作等内容，记述详尽，易于理解与研习应用。间有叙述某证病机及议论等内容，多系独到经验之谈。诚如陆氏所言"有延医不便者，按书救治，不致谬误"之佳作也。

此书虽经陆氏"逐细校雠，勘明鲁鱼豕亥"，然终系秘传口授、传抄集录之作，方言、别字甚多，体例不甚统一，校勘难以精细，错讹仍然较多，且流传不广，远未能发挥其防病治病之社会效益。为正错讹而惠将来，对其进行全面标点、校勘及必要的训释，而成一种简体横排通行本，以资今人及来者研习应用，发挥其更大的社会效益，是十分必要的，是乃此次点校之本意也。

此次点校，以陆氏校本为底本。其内容不删节、不改编，以保持本书之原貌。校勘以本校为主，酌情运用他校、理校及必要的训释。具体问题的处理，见以下各点。

一、底本中确系明显的错字、别字、讹字及笔画小误者，均予径改，不出校记。个别需辨明者，出校注明。

二、书中之难字、僻字、异读字，予以注音并训释。注音采用直音法，即汉语拼音加直音字。

三、书中之避讳字及频繁出现的通假字均予改正，并于首见出校注明。

四、书中之古体字、异体字、俗字，均径改为标准简体字，不出注。但径改前后有歧义者出校。

五、书中涉及数方主治相同者，凡前已有"方几"说明者，再出现"又方"者删之，以统一全书体例。

六、为使体例统一，便于临床应用，据文例补了一个"方"字，于首见出校说明，以后以＊号代之。

七、对书中语序欠当，影响临床应用之处，点校者均予理顺，并出校注说明。

八、此次出版，因系简体横排本，所以原书后语及正文中之"右"字，全部改为"上"字，不出校记。

孙洽熙

1997 年 10 月于西安市中医医院

序

　　秘方者，师徒相授，从未著之简策者也。顾未著之简策，后之人从何纂集成书？曰：秘方之源，非人不授，非时不授，故名之曰秘。岁月既久，私家各本所传，各自记述。然方之秘虽泄，而纂秘方者，大都不知医之人，所以秘方之书虽多，而合用者，甚鲜也。

　　叶天士，为清初名医，其手集秘方，大抵本诸平日之心得，较之《验方新编》等，自不可同年而语。顾其书虽善，体例亦颇可议。如既列咳嗽门，又列咳逆门，迹近重出，且其中如诸疮、丹毒、无名肿毒等篇，列方互有出入，颇有混淆之弊。因系先辈手泽①，未便擅自更张，方有重出者，亦未敢贸然删改，致损本来面目，惟逐细校雠，勘明鲁鱼豕亥。使穷乡僻壤，有不便延医者，按书救治，不致谬误，是则校者之苦心也。

珠衔阁陆士谔序于松江医室

1920 年 2 月

---

①　手泽　前辈之遗墨也。

目　录

中 风

牛黄清心丸 此药专治痰厥，昏晕不醒，口噤痰喘及小儿惊风发搐、五痫等症，极效！

胆南星—两，姜汁炒　白附子—两，煨　郁金五钱　川乌头—两，面包煨　半夏—两，皮硝汤泡五次，皂荚汤泡五次，矾汤泡①一次，晒干，为末用之。

上五味，共为细末，用腊月黄牛胆三个，取汁和药，仍入胆内，扎口，挂风檐下，至次年取胆内药一两四钱，加度过芒硝、水飞辰砂、硼砂各一钱，冰片、麝香各一分，研极细末，和在一处，稀糊为丸，如芡实大，金箔为衣，姜汤化下。

治暴仆、痰涎壅塞，竹沥一盏，姜汁五匙，调入白矾末一钱，灌下。

治筋骨疼痛，如夹板状，不可忍者，用骡子修下蹄爪甲，烧炭存性，研末，或黄酒、或汤调服，立愈。

治瘫痪秘方

熟牛骨髓—碗　熟白蜜—斤半，滤过　炒白面—斤　炮姜末三两

上四味，和匀，丸如弹子大，每日三四丸，细嚼，黄酒下，大效！

又方

威灵仙　苍术　牛膝　桂枝　木通各—两

上为末，黄酒五斤，煮一炷香，早晚服。

治鸡脚风，手足及指拳挛，如鸡脚状，疼痛不时发者，当

---

① 泡　原脱，据上文"皮硝汤泡五次，皂荚汤泡五次"文例补。

从鬼眼灸之。左右膝骨盖下，两边各有小窝，共四穴，谓之鬼眼。各将蕲艾灸三次，即愈。愚谓以驱寒湿，雷火针针四穴，亦效。

中风卒倒方① 治卒然倒仆，痰涎壅盛，难辨虚实。

扶病人于避风室内，用炭火一盆，将米醋洒上，使醋气冲入口鼻，病轻者即苏，重者亦易治。勿遽服补药、米汤之类，恐痰涎永系于心，致成终身痼疾。此法即虚中亦可用。

中风昏迷不省方三②

不论风、寒、食、痰、邪祟，一时昏仆不省者，用生姜汁半盅、童便一盅，和匀，烫③温，灌下即醒。

牙皂荚（去皮弦）二两，生白矾一两（二味同入水中煮化，取出，晒干，为末），北细辛五钱（去叶土、净），共研细末，用少许，吹入鼻中，即醒。

人指甲（炒），黄酒煮服，立醒。

中风口噤不开方二

白盐梅擦齿，即能开，并不伤齿。

不论男妇小儿中风，口噤身直，用干鸡屎或鸽粪，炒黄，再以黑豆同炒，酒煎，去滓服，即齿开能言。

中风口噤不语方三

白矾二钱，研末，用生姜自然汁调化，斡开口，灌服，其涎或吐或化下，即醒。

马料豆一升，煮浓汁如饴，含汁在口，即能言也。

侧柏叶一握（去枝、梗），葱白一握（连根，研如泥），无灰酒一斤，煎十余沸，温服。按：柏叶能行血消风，葱白散气祛痰，酒能通经，助药力，如初中，即服数杯，能使风退气和，一切易治。

---

① 方 原无，据文例补。后凡此例，以＊号代之，不另出校。

② 方三 此言以下共有三方，非为第三方。后方二、方三……例同。

③ 烫 原作"荡"，据文义改。

初中痰盛，不省人事，苏合香丸一丸，用竹沥①、姜汁调药灌下。醒后用白术（土炒）、当归、天麻各一钱，川芎、薄荷、桂枝、天南星（姜汁制）、陈皮各一钱，水煎，临服加竹沥一酒杯，姜汁三茶匙，和匀服。

中风口眼㖞斜方四

生丝瓜，绞汁，和大麦面，炙热，熨心头。一正便止，勿令过分。

口㖞，用皂荚五两，去皮，为末，三年老陈醋和糊，左㖞涂右，右㖞涂左，干更上之，以正为度。

又，用石灰一合，醋炒，调如泥，于不患处涂之，立即牵正。

灸法最妙，听会穴（耳珠前陷中，开口有空②）、颊车穴（目下八分，曲颊陷中），用麦大艾丸，灸三壮，即效。不效，再灸。

中风灸法　一时昏仆气塞，涎流不语，药物难施之际，灸法最善。

百会穴（头顶中）、风池穴（耳后一寸五分，并治偏正头风）、大椎穴（项背第一节骨陷中）、曲池穴（屈手陷中）、足三里穴（膝眼下三寸骨外廉陷中）、绝骨穴（一名悬钟③，外踝上三寸，附④飞扬之前）、间使穴（手掌上横纹中后一寸）。以上七穴，凡人心中昏乱，或手足麻痹，不拘是风是气，用绿豆大艾丸，各灸三五壮。并治卒死，心头尚热，不知何证，用此灸法，即苏。

中风　手足麻痒，羌活煎汤洗。如大肠燥闭，不见虚证者，用枳实、厚朴、大黄、羌活各二三钱，水煎服，自解。即

---

① 沥　原作"瀝"，避清高宗弘历讳，今正之。后同，不另出校。
② 空　（kǒng 孔）　通"孔"。
③ 钟　原作"中"，据此穴名称正之。
④ 附　近也。

三化汤。

中风拘挛方 中风昏仆，醒①后筋络挛结，肢节疼痛，或半身不遂者。

八角刺树皮俗名老鼠刺树，高三五尺，冬季结红子，鲜者取皮，四两　木莲叶似茶花叶而色老，生于土墙头上者多，一岁一片　无灰酒二斤

煎至两碗，作二次服，大有奇功，三四服痊效。

预防中风方 凡人觉大指次指麻木，或眉棱骨痛，三年之内，定有风疾，用此方。

豨莶草三斤，制法列后　制首乌　当归　熟地黄各八两　牛膝　续断　秦艽　川芎　赤芍药　五加皮各四两

俱为细末，炼蜜丸桐子大，空心淡酒下三钱。

回春再造丸 专治中风中寒，痰迷气厥，左瘫右痪，半身不遂，口眼歪斜，腰腿疼痛，手足麻木，筋骨拘挛，步履艰难。凡小儿急慢惊风，诸般危急之证，立见神效。真有起死回生之功，回春再造之力，勿视为泛泛也。

真蕲蛇一条，头尾各去三寸，酒浸三日，去鳞、皮、骨，桑柴火烧脆为度②，研山羊血二两，要通烧　上肉桂二两，去皮，另研　人参二两，切片，矿燥，另研西牛黄二钱五分　川黄连二两　麝香五钱　丁香一两　朱砂一两，飞净　暹犀角七钱五分，镑细，另研　陈胆南星一两　梅片脑二钱五分　乳香一两，去油　没药一两，去油　沉木香一两　血竭七钱五分。以上十六味细药，各药称准，另研为末以后，诸药制法妥当，总用烘脆，磨末　大熟地二两，炒　虎胫骨一对，重一两外，酥炙　绵黄芪二两　天竺黄一两　骨碎补一两，烘干　何首乌二两　粉甘草一两，炙　地龙五钱，去土，净　元参二两　川芎二两，炒　明天麻二两　白芷二两　制附子一两　威灵仙二两五钱，酒浸，炒赤芍药一两　白术一两，炒　白蔻仁一两　两头尖二两　台乌药一两　青皮一两　粉葛根二两五

---

① 醒　原作"省"，据文义改。
② 度　原脱，据文义补。

钱 龟腹板一两，炙 当归一两，酒炒 全蝎二两五钱，去毒 北细辛一两 草蔻仁二两 大黄二两 麻黄二两，去节 川羌活二两 白僵蚕一两 藿香一两 松香五钱，炙透 青防风二两 云茯苓一两 香附一两

上药精选地道诸品，虔诚监视，如法修合，用①蜜为丸，金箔为衣，蜡壳固护。病在左部，用四物汤为引，当归、白芍、生地、川芎各一钱，煎汤送下。病在右部，用四君子汤为引，人参、白术、茯苓、甘草各一钱，煎汤送下。无力用人参者，党参代之也可。其余姜汤、黄酒，随证酌用。大人每服一丸，重二钱。小儿大者，每服一钱，小者每服五分。孕妇忌服。

豨莶丸 专治肝肾风气，四肢麻痹，骨间疼痛，腰膝无力。也能行大肠气，治三十六种风，或受寒热而起，瘫痪年久不愈。服久神效。

豨莶草法于五月五日、六月六日、九月九日采药，洗净，焙干

用好酒、白蜜和匀，洒在叶上，铺入甑中，上锅内蒸透，取出，晒燥②，再晒再蒸，共晒九次，碾末，炼③蜜丸如桐子大，每服五十丸，空心白酒下。病五七年者，服至二千丸；病转盛者，乃药胜于病，服至四千丸，仍④如完人。

浮萍一粒丹 治中风瘫痪，三十六种无名风疾，遍身癞癣，脚气，并治跌仆损伤，胎孕筋撮挛结。此药性寒，中风挟火者，功效至灵。服之百粒，乃为完人。

紫背浮萍宜七月十五日采，捡净，以竹筛摊晒，下置水一盆映之，易干燥

研细末，炼蜜丸如弹子大，每服一丸，空心豆淋酒下。

---

① 用 据文义，作"炼"义明。
② 燥 据文义，作"干"义切。
③ 炼 原无，据文义补。
④ 仍 乃也。

太元汤 治中风，痰塞不语。

染布活靛缸水一盏，温，灌下即能言。

按：蓝汁，解诸风热毒，散经络结气败血；染布污水，内有石灰，能下痰水之气。

史国公药酒方

防风 秦艽 川萆薢 鳖甲 虎胫骨炙酥 羌活 晚蚕沙炒黄 油松节 白术土炒。各二两 杜仲姜汁拌炒 当归各三两 川牛膝一两 苍耳子四两 干茄根八两，蒸 枸杞子五两

上药切片，盛夏盛①布袋中，投大罈内，入好酒三十五斤，封口，浸十四日，将罈入汤锅内，煮三个时辰，取罈，入土埋三日，去火毒，每日清晨、午后，各服三五杯，大有奇效，愈②于服他药也。

---

① 盛 原无，据文义补。
② 愈 胜过也。

补　益

奇想补心丸

柏子仁二斤，去油，为末　白术一斤，炒　生地一斤，焙　红枣肉三斤，蒸熟

上，炼蜜为丸，弹子大，每日三服①，百日后百病消除。

棉子丸　乌须黑发，暖肾种子，阳虚人宜服此药。用：

棉子十数斤，用滚水泡过，放蒲包内闷一炷香，取出，晒裂壳口，取仁，并去外皮，用净仁三斤，压去油，用火酒三斤泡一夜，取起，蒸三炷香，晒干　补骨脂一斤，盐水泡一夜，炒干　杜仲一斤，去外粗皮，黄酒泡一夜，晒干，姜汁拌炒，去丝　枸杞子一斤，黄酒浸，蒸，晒干　菟丝子一斤，酒煮，吐丝为度

共为细末，炼②蜜丸桐子大，每服二三钱。

养元固本暖腰方

广木香　真川椒　大茴香炒　补骨脂　升麻各一两　川附子五钱　蕲艾半斤　丁香四钱　上肉桂　川楝子各一两

先将艾搓③软，次将各药为末，和匀，用绫绢做暖腰，入药，密扎腰上着肉者，神妙。

腰痛神方

雄猪腰子一副，铜刀破开，去中间血膜及外边细腻　青盐炒，二钱　大茴香钱半　当归钱半　杜仲五钱，去丝

上为末，入腰子肉，放瓷器中，过一宿，明日早，用韭菜

---

① 三服　其下脱用量。
② 炼　原无，据文义补。
③ 搓　原作"槎"，据文义改。

上下铺，蒸熟，用火酒洗去药末，将腰子用铜刀切片，好陈酒空心送下。多年者，吃五六副，乍起者，一二副，即愈。

又方

杜仲　补骨脂　牛膝　香附各三钱　青盐钱半

将雄猪腰子①二对，竹刀剖开，去筋丝，每个内外拌药，用湿纸包，炭②火煨熟，去药，酒下，一醉即愈。

治下部无力方*

雄猪肚一个　红枣肉半斤　莲肉四两　薏苡仁四两

将糯米半升填入肚内，好酒一盅，酱油少许，煮③熟，每日切几片，空心好酒下。

长春方　治肾虚精冷之证。

鱼鳔一斤，蛤粉炒成珠，极焦　棉花子一斤，取仁，去壳④油，酒蒸　白莲须八两　金樱子一斤，去毛　川石斛八两　沙蒺藜四两　枸杞子六两　菟丝子四两　五味子四两，炒

用鹿角五斤，锯薄片，河水煮三昼夜，去角，取汁熬膏，和药末为丸，桐子大，每服三钱。

归圆酒方

甘菊花八两　枸杞子一斤　当归八两　龙眼肉三斤

上药用火酒三斤，酒酿十斤，泡二十一日用。

二仙酒方

烧酒一坛，十斤，入龙眼肉一斤，桂花四两，白糖八两，用泥封固，愈久愈佳。

养元藕粉　治老年人，健脾养胃，日常服之，极效。

白莲藕粉　建莲肉去心　白茯苓　白蜜　白扁豆炒　川贝母去心　怀山药

---

①　子　原无，据文义补之语顺。
②　炭　原作"灰"，据文义改。后凡此，不另注。
③　煮　原作"者"，据文义改。
④　壳　原作"盖"，据文义改。

上七味，各等分，共研①为细末，用人乳拌成一块，每用一两，开水冲服。

聪明豆

补骨脂六两　杜仲六两　菟其他丝子六两　制首乌六两　戎盐三两　小茴香三两

上六味，量用水煎汁，煮马料豆一斗，煮透，收干药汁，渣再煎汁，去渣，煮豆，收尽药汁，晒干，收贮，每服三钱，淡盐汤送下，或干嚼也可。老年人最宜常服。

---

① 研　其下原衍"磨"字，据文义删。

痨

治吐血痨证方*

桂圆七个　红枣十四个　莲子二十一个　小黑豆四十九粒

水二碗，煎一碗，空心早服，连药吃完为妙。

治虚劳咳嗽吐血，肺痿、肺痈吐脓血，垂危者，服之即愈。

用葵白细根，约三四两，捣碎，以真陈酒煮，绞汁，每日服一二次，至一二十日即愈。

治咯血吐血，痨嗽久不止。

雪梨六十只，取汁二十杯，生地、茅根、藕，各取汁十杯，萝卜、麦冬，各取汁五杯，将六汁煎炼，入蜜一斤，饴糖八两，姜汁半杯，再熬如稀糊，则成膏矣，每日用一二匙。

治酒痨吐血，用枳椇子一两，水二盅，煎一盅，不拘时服，渣再煎服。服至数十日，愈。

夺天再造丸　虚痨咳嗽吐血仙方。

六月雪一斤，切片，入瓦罐内，河水井水各半，同煎至无味，去渣，将不落水大雄猪肺一个，煮至肺化，捞去筋膜，入藕汁八饭碗，白蜜、人乳、梨汁、童便各一饭碗，煎成膏子，早晚服一酒杯。

滋阴鸭方二　治虚痨咳嗽吐血。

老雄鸭（二三年者）一只，杂①入大原生地四两，大麦门冬（去心）四两，缝好鸭腹，置瓷器中，加无灰酒一斤半，

———————————

　① 杂　混合也。

隔水煮熟，任以食之。其余药渣，入六味地黄一料，同磨末，炼①蜜丸如桐子大，每朝盐汤送下三钱。

乌嘴凤头白鸭②（活者）一对，一雄一雌，出嘉兴，治肠胃久虚。葛可久白凤膏用之，取金木相生之义。养之于家，俟有鲜紫河车一具，剪碎，与鸭食之。待其食完，又须一人将鸭东赶西走一日，鸭不住脚，方能消化。然后缢毙，去毛，去肠中之垢，连杂连骨煮极烂，捞起骨渣，收成自然鸭膏。其骨渣配药，共磨末。男病配入六味地黄（加麦冬、五味子）一料，女病配入八珍、归脾一料，共为末，入鸭骨，杵和为丸，每日早晚各服三钱，淡盐汤送下。此方男女虚劳损怯，咳嗽失血羸瘦者，服之起死回生，大有奇功，能救人一命，故不以鲜河车、活鸭为嫌也。

外除痨病仙方

雄黄一钱　朱砂一钱　麝香一分　硫黄一钱

上四味，各研细末，瓷瓶收贮，至端午日午时，以滴花烧酒调匀，用独囊大蒜一个，去蒂，蘸药，从背尾骨逐节搽上，看青肿处，即痨虫所在，其处多搽数次，其虫自灭。不拘新旧，一切痨病，皆能除根。如病重者，须择天医吉日，总以午时搽之为妙。此方能开背后三重关窍，即虚怯哮证，痃夏之人，端午日搽之，亦能神清气爽，筋络流通，大有裨益。可广传济众，以起沉疴。

---

① 炼　原无，据文义补之义切。
② 乌嘴凤头白鸭　其上原衍"又方"二字，据上文"方二"删。

盗　汗

治盗汗方

莲子七粒　黑枣七个　浮小麦一合　马料豆一合

用水一大碗，煎八分服，三剂愈。

又方

黄芪　马料豆

二味煎服，半月愈。

又方

五倍子，去蛀末，炙干，研末，男用女唾，女用男唾，调厚①糊，填脐中，外用旧膏药贴之，勿令泄气，两次即愈。

止汗方

黑豆三钱　浮小麦一钱　乌梅一个

煎汤服。

---

① 厚　浓也，稠也。

咳嗽　哮喘

治痰嗽诸虚奇验方

藕汁　梨汁　萝卜汁　人乳　姜汁　白糖　砂糖　童便各四分

将八味放瓷瓶内，用炭火熬煎，只剩一斤为止，每日空心白滚汤送下四钱，服完即愈。如能常服，则精神强健，永无虚损。

治小儿咳嗽，并大人咳嗽屡验方

款冬花三钱　晶糖五钱

将二味放入茶壶内，泡汤，当茶吃，自然渐愈。

治小儿天哮方＊　一切风湿燥热咳嗽痰喘，兼治大人。

海浮石净末，四钱　飞滑石净末，四钱　甜杏仁净末，四钱　薄荷净末，四钱

上为极细末，每服二钱，用百部①煎汤下。

虚人咳嗽方＊

巴旦杏仁三钱，去皮尖　川贝母二钱，去心，研　冬霜桑叶八分
南沙参二钱

上四味，同煎，频服。

热嗽有痰，面赤烦热，午前更甚。起于夏季者多。

桑白皮　黑山栀　知母　桔梗　杏仁　黄芩　浙贝母各一钱五分　生甘草五分

水煎服。

肺热久嗽，痰少有声，肌瘦，将成肺痨者。

杏仁　紫菀　款冬花　枇杷叶蜜炙，去毛　木通　桑白皮各等分　制大黄照分减半

---

① 部　原作"步"，据此药名称正之。

上各为末，炼①蜜丸如樱桃大，食后、夜卧含化一丸。

肺郁痰嗽，胸膈疼痛，夜卧不安者。

贝母　杏仁各等分

共捣研，入姜汁、白糖，蒸饼为丸，夜卧含化。

痰嗽　方二

胡桃肉三枚，生姜三片，卧时嚼服，即饮汤二三呷，再食胡桃肉三枚，生姜三片，缓缓嚼下，数次即效。

气壅痰盛者，用雪梨一个，开一窍，入白矾一钱，用纸封固，隔水蒸熟，食二三次，愈。

食积痰嗽方*

萝卜子半斤

焙焦燥，研为末，以糖和丸，如樱桃大，绵裹，含化，津下，甚效。

秋月，肺燥咳嗽，嗽多痰少，午后至夜更甚者。

松子仁一两　胡桃肉二钱

研膏，加熟蜜五钱，和匀，每服二钱，食后沸汤点服。日久痰多者，加北五味二钱，屡效。

痰喘咳嗽　方二

藕汁、梨汁、白果汁、萝卜汁，各等分和匀，铜锅内熬成膏，随意服之。

白蚬壳，多年陈者，煅过存性，为极细末，以米汤调服一钱，日三服。盖蚬壳粉皆能清热行湿，湿热去则痰自消，嗽自止。

久嗽不愈　方二

枇杷叶去毛净，切碎　杏仁去皮尖，研

等分，汤泡，多服即止。若无痰虚嗽，止②用枇杷叶，去

----

① 炼　原无，据前后文义，补后义明。

② 止　通"只"，仅也。

毛，蜜炙①，泡汤饮。

巴旦杏仁去皮尖，四两　　胡桃肉泡去衣，四两　　上白糖六两

共捣如饴，时时入口含化。如痰未尽，加川贝母五钱，同捣，能治一切久嗽及体虚，午后面赤气冲，至晚更甚②者，屡效如神。

冷哮方

老生姜连皮，二钱五分　　白糖一两

二味共捣，用白滚汤冲服，每日一服。其姜、糖逐渐加重，要加至糖四两、姜一两为度。

痰哮方

苎麻根火烧存性，研细

用生豆腐蘸食三五钱，或用猪肉二三片蘸食，即效。

盐哮方

豆腐浆

每日早晚久服，即效。

如小儿，用芝麻秸，瓦上焙焦存性，出火毒，研细，以生豆腐蘸食，即效。

哮证应验方

萝卜子八两　　猪牙皂角七枚　　白矾用清水漂净，五钱，研末

上三味，同在饭上蒸三次，又水漂，再蒸三次，研末，拌糖服。

哮病神效方

露蜂房一个，能祛涤痰垢　　枯矾二钱，研细，掺蜂房内，同炙　　天南星二钱，制　　白附子一钱五分　　制半夏二钱　　制川乌一钱五分

上药共研细末，约一两重，均五十日，连吃，每日清晨用水豆腐花或豆腐浆冲服末药二分，不可多服，至要！至要！！

---

① 炙　原作"汁"，据文义及此药炮制法改。
② 甚　原作"盛"，据文义改。

按：此方竟用研细白矾二钱，入蜂房，同炙，已成枯矾矣。而以枯矾再炙，不亦失其矾性乎？

劳证，发热喘嗽，鲜百部二斤，切细，用无灰酒浸坛内，炭火煨熟，每日五更温服一杯，以好为止。

口燥有痰，喘嗽，瓜蒌一个，入白矾枣大一块，同烧存性，研细，以熟萝卜蘸食，一服即效。

老年痰喘，秋白梨一个，去心，入燕窝一钱，先用滚水泡，再入冰糖一钱，蒸熟，每日早晨服，勿间断。

如气促，坐卧不定者，胡桃肉（连衣）、杏仁（去皮、尖）、老生姜各一两，同捣成膏，入炼蜜少许，丸如弹子大，卧时白汤含化一丸。

虚喘方　喘无休歇，呼吸不接续，多出少入，乃不足之证也。

人参一钱五分，胡桃肉五个（连衣），加生姜三片，枣一枚，水煎服。

喘急欲绝者，韭菜汁服之，可治。

膈中老痰方*　不论男妇，久积老痰，或失音，或发喘，汤药不效者，密陀僧一二钱，砂糖调，白汤送下，痰与药从大便出无碍。不宜多服。

痰晕方

白矾火煅枯

研末，姜汤调下，吐之即愈。

治痰火方　咳嗽吐痰，面鼻发红者，一服即愈。

青黛水飞极细，晒干，再研，用三四钱　蛤粉三钱

二味炼蜜为丸，如指头大，临卧口噙三丸，其效如神！

治痰火神水方

黑铅（一名玄霜①）一斤，烊成一薄饼，中穿一孔，以绳

---

① 一名玄霜　原在"黑铅"上，据前后文义移。

系之，用好米醋半瓮，即以铅饼悬挂瓮中，离醋约一寸许，瓮中用皮纸箬①子扎紧，再以砖石压之，勿令泄气，放屋檐下阴处。待数日，取起铅饼，上有白霜，拭下。每铅一斤，取白霜二两为止。其霜治噎膈，每服五分，噙口内，以白汤送下。若治痰火咳嗽，每服三分，照前服法。

治痰火方

枇杷叶五十叶，去净毛

水五十杯，煎至五六杯，再重汤炖至三四杯，每服②三茶匙，用蜜一茶匙调下，立愈。

治老人上气喘急，嗽不得卧，生姜汁五两，黑砂糖四两，用水煎二十沸，时服半匙，渐渐咽之。

治喘，瓜蒌一个、白矾枣大一块，同烧存性，研末，以熟萝卜蘸食，药尽病除。

---

① 箬（ruò　弱）　古代楚人谓竹皮曰箬。
② 服　原作"药"，据前后文例改。

吐 血

治痰火骨蒸、吐血不止之症，重者十服八服即愈。

人参　天冬　麦冬二味去心。各钱半　茯苓五分　杏仁二粒，去皮尖红枣二枚，去核　莲子肉六粒，去心　人乳二匙　白蜜三匙　大甜梨一枚，铜刀挖去心

将前药制碎，纳梨内①，仍以梨盖盖之，用绵②纸封固，饭上蒸熟，日间吃其药，临卧吃此梨。

治吐血不止，用碗盛清水，吐血在内，浮者，肺血也；沉者，肝血也；半沉半浮，心血也。各随所见，以羊肺、肝、心煮熟，蘸白及末，日日吃之。或只用白及，为末，米饮调服，亦效。

治吐血方　吐血者，偶吐一二口，或不时吐之。

侧柏叶，浓煎，和童便，常服之。

又方

用藕节，为末，入炒蒲黄、血余炭等分，调服之，奇效。

又方

用鸡蛋一个，打开，和三七末一钱，藕汁一小杯，陈醋半小杯，隔汤炖熟食之，不过二三枚自愈。

吐血不止　方四

白茅根，斤余，水煎服之。

经霜败荷叶，烧存性，研末，新汲水调服二钱。

---

① 内　原作"肉"，据文义改。
② 绵　原作"棉"，据文义改。

千年健①根，捣汁，去渣，用福珍酒冲服。

鲜马勃②，三四个，炭火瓦上焙焦，研末，黄酒冲服，即愈。

血热妄行方*

生荷叶　生艾叶　生侧柏叶　鲜生地各等分

捣烂，丸如鸡子大。每一丸，水煎，去渣服。

鼻血不止　方八

好陈酒，烫热，自足浸至膝腕，以出汗为度。

刀刮指甲细末，吹入鼻中，立止。

本人头发，烧灰，吹入鼻中，立止。

人乳，滴入鼻中，立止。

童便，二三碗，得③血止神安。临卧时，用广西真山羊血，每服三分，引血归原，不过三服，血自止。

灶鸡④，不拘多少，炒，研为末，加冰片少许，吹鼻即止。

鲜嫩荷叶蒂，七个，水煎服。

干天竺子，三十粒，研末，滚水冲服，一二次立愈。

---

① 健　原作"远"，据此药名称正之。

② 勃　原作"粪"，据此药功用、治症改。

③ 得　据文义，作"待"字义更明。

④ 灶鸡　据前后文义，疑系"灶心黄土"之别名。

淋浊　遗精

治赤白浊，兼治梦遗，名将军蛋。

生大黄三分　生鸡子一个

将鸡子顶尖上敲损一孔，入大黄末在内，纸糊，煮熟，空心吃之，四五朝即愈，神奇秘方。

治色欲过度，精浊白浊，小便长而不痛者。并治妇人虚寒，淋带崩漏等症。

生龙骨水飞　生牡蛎水飞　生菟丝子①粉　生韭菜子粉

上四味，各等分，不见火，研末，生干面、冷水调浆为丸，每服一钱，六七服即愈。

治白浊，用头生鸡蛋五枚，开一小孔，每个入白果二枚，饭上蒸熟，每日吃一个，即愈。

治遗精滑失方*

白龙骨研细，一两　韭菜子炒，一合

上为末，空心，陈酒调服二钱。

小菟其他丝丸　治女劳，及夜②遗精、白浊、崩中、带下诸证。

石莲子肉二两　白茯苓二两，蒸　菟其他丝子五两，酒浸，研

上为细末，山药糊为丸，桐子大，每服五十丸，加至百丸，或温酒或盐汤下，空心服。如脚膝无力，木瓜汤下，晚食前再服。

此方治遗精之圣药，屡用屡效。但石莲子陈久者难得。

---

① 子　原无，据此药名称补。
② 及夜　原作"夜及"，据前后文义乙转。

治精气虚滑遗不禁方

龙骨　莲须　芡实　乌梅肉各等分

为末，用山药丸如小豆大，每服三十丸，空心米饮下。

治遗精方

文蛤，研细末，以女儿津调，贴脐内，立止。

治一切淋闭白浊，因火结茎中涩痛，新鲜苡仁根，捣烂，绞汁一碗，或滚酒或滚水冲入，空心服，二三次必效。

思仙丹　治阴虚火动梦遗神方。

莲须十两　石莲肉十两，去内青臀，并去皮　芡实十两，去壳

上为末，再以金樱子三斤，去毛子，水淘净，入大锅内，水煎，滤过再煎，加饴糖，和匀前药，丸如桐子大，每服七八十丸。

约精丸　治小便中泄精不止。

白龙骨二两，研细　新韭菜子冬霜后采，一斤，酒浸一宿，次日晒干，捣细

上末，酒调糯米为丸，桐子大，每服三十丸，空心盐汤下。

白龙丸　治肾损遗精，白浊，滑泄，盗汗等症，不惟疗遗精之疾，且能壮阳固精。

鹿角霜二两　龙骨一两，生用　牡蛎二两，煅

上末，酒打面糊为丸，梧桐子大，每服三十丸，盐汤送下。

远志丸

治赤浊如神。

远志八两，去心　茯神　益智仁各二两

上为末，酒捣糊为丸，梧桐子大，每服五十丸，空心枣汤送下。

白浊方　色白如泔浆，浊在溺后，不痛者，湿热所致。

五爪龙藤连根，一两　土茯苓　杜牛膝各八钱

生白酒三碗，煎至一碗，空心服，三次愈。并治下疳，如神。

又方

用黄柏末、猪脊筋（去衣），同捣和为丸，如桐子大，早晚各服三十丸，开水送下。

赤白浊方

木通_{五钱}　滑石_{五钱}　甘草梢_{二钱}　蔓荆子_{一钱}

上四味，水煎，空心服。

血淋痛不可忍　**方三**

侧柏叶　藕节　车前子　滑石_{各三钱}　生草梢_{五分}　朱砂_{少许}

煎浓，温服，即效。

旱莲草　车前草

同取汁，每服一盏，立效。

发灰二钱

藕节汤调服，三次愈。

砂石淋方 *

石首鱼脑骨_{五对，火煅}　滑石_{五钱}

俱研细末，分作两服，木通煎汤调下，以好为度。

膏淋方 *

海金沙　飞滑石_{研细①。各一两}　瞿麦　杏仁_{各三钱}　甘草梢_{二钱}

上为末，每服二钱，麦冬、通草煎汤调服。

立效散　治下焦结热，小便淋闭②，痛而尿血。

甘草_{五钱}　瞿麦_{一两}　山栀仁_{五钱}

上为末，每服五钱，姜、葱、灯心草煎汤调下。

---

① 研细　原在"各一两"后，据文义移前。
② 闭　原作"秘"，据文义改。

小便不通方 *

麻骨一两

浓煎汤，服之即愈。

一切秘结方 方二

生蜜一大杯，滚水一碗，调元明粉三钱，温服，即通快，不损脾胃。

大小便五七日不通者，猪牙皂荚取不蛀者烧灰，米饭调下三钱，即通。

臌　　胀

治五臌神方

萝卜子四两，用巴豆十六粒同炒　牙皂一两五钱，煨，去弦　沉香五钱　枳壳四两，火酒煮，切片，炒　大黄一两，酒焙　琥珀一两

上共为末，每服一钱，随病轻重加减，鸡鸣时热酒送下，姜皮汤亦可。后服金匮肾气丸，调理收功。

治水臌肿胖方*

轻粉二钱　巴豆四钱，去油　生硫黄一钱

上研末，做成饼，先以新棉一片，铺脐上，次以药饼当脐按之，外以帛缚之，如人行五六里，自然泻下。候五六次，除去药饼，以温粥补之。久患者，隔日方取去药饼。一饼可救二十人，其效如神。愈后，忌饮凉水。

胀满实证　方二

土鳖，即接骨虫。瓦上焙焦①，每周一二个，以沉香一钱，磨水调服，甚效。

皮硝，入鸡腹中，煮食，善能消痞，除胀满。见《王渔洋集》。

腹胀如鼓，大田螺一个，盐半匙，和壳生捣如泥，置脐下一寸三分，用阔布紧系之，便溲一通，其病立愈。

水肿臌胀方　兼治肚腹膨胀实证。

沉香一两　牙皂一两　木香三钱　槟榔二两

共为细末，烧酒为丸，每服三钱，五更时温酒送下；不饮酒者，滚汤送下。水肿、水臌，从小便出；气臌，频得矢气，从大便出。若水肿甚者，用葶苈三钱，酒煎送下。七日见效。

---

① 焦　原作"燥"，据文义改。

臌胀方

西瓜一个　大蒜病人年纪若干岁，即用蒜若干囊

以西瓜一个，切去盖，将大蒜照年纪用若干囊，插种在西瓜肉内，仍将切下瓜盖用竹钉插牢，入瓮内，以糠火四面围，煨一昼夜，取出，去瓜，但食蒜，即愈。愈后，淡食①百日，不再发。

腹胀及四肢发肿，干鸡屎半斤，酒一斗，浸七日，日饮三杯，或炒焦②为末，酒下二钱，即效。按：此方即《黄帝素问》鸡矢③醴法也。治臌胀，所谓"一剂知，二剂已"也。勿忽视之！

治水臌方

陈芭蕉扇去筋，烧灰存性，五分　千金子去油壳，二分半　滑石二分

共为细末，以豆④腐皮包，滚水送下，十服全⑤愈。

治水臌气臌方

用⑥黑鱼一尾，重七八两，去鳞，将肚剖开，去尽肠，入好黑矾五分，松萝茶三钱，男子用蒜八瓣，女用七瓣，共入鱼腹内，放在瓷器中，蒸熟，令病人吃鱼，连茶、蒜吃更妙。此药从头吃起，病从头上消起。如从尾上吃起，即从脚上消起。立效之仙方也。

治气臌方

将大蛤蟆一只，破开，用大砂仁填满腹中，黄泥封固，炭火⑦煅红，冷定，去泥，研末，陈皮汤调服，放屁即愈。

---

① 淡食　原作"食淡"，义欠明；据文义乙转。
② 焦　原作"燥"，据文义改。
③ 矢　原作"屎"，据《素问》此方名称正之。
④ 豆　原无，据文义补。
⑤ 全　通"痊"。
⑥ 用　原作"治"，据文义改。
⑦ 火　原作"灰"，据文义改。

治气臌气胀方

萝卜子二两，捣碎，以水滤汁，用砂仁一两，浸一夜，炒干，又浸又炒①，凡七次，为末，每②米汤送下一钱，立效。

治膨胀方

四五月，将黄牛粪阴干，炒微黄香③，为末，每服一两，煎半时，滤清服之，不过二服即愈。

解胀敷脐方　治一切臌胀④肚饱，发虚。

大田螺一个　雄黄一钱　甘遂末一钱　麝香一分

先将药末用田螺捣如泥，以麝香置脐，放药脐上，以物覆之，束好，待小便大通，去之。重者用此相兼，小便大通，病即解矣。

治中满臌胀，陈葫芦一个，要三五年者佳，以糯米一斗，作酒，待熟，用葫芦瓢于炭火上炙热，入酒浸之，如此五六次，将瓢烧存性，为末，每服三钱，酒下，神效。

治臌胀方

雄猪肚子一个，入大蒜头四两，加小槟榔、砂仁末各三钱，木香二钱，砂锅内河水煮熟，空心服猪肚，立效。

又方

取旧葫芦一个，浸粪坑内一月，取起，挂长流水中三日，炒黑，为末，每两加木香末二钱，每日空心，砂仁汤送下二钱。

治肝气方

乌梅二个　鲜橘皮三钱　青盐二分　真川椒二钱

上药⑤，空心服。

---

① 炒　原作"晒"，据文义改。
② 每　此下疑有脱字。
③ 香　与前文不协，疑衍。
④ 胀　原无，据文义补。
⑤ 上药　其下脱煎服法。

痞　块

治痞块方

不问男女左右，癥瘕积聚疟痞，收取水红花（即水边蓼）半老穗头，连叶带子，晒干，不拘多少，量用者；蒜头，去皮膜。同放石臼内捣①烂，捏成饼，晒干，为末。每斤入蚌子壳（煅炭②，研粉）四两，再用老蒜捣③膏为丸，桐子大。每服百丸，空心食后白汤下，一日三服，效。

治大人小儿痞积，将水红花为细末，以面和作一处，少加麝香一厘，放痞上，以熨斗烙之，数次即愈。

又方

水红花子，熬膏，入麝少许，贴之亦效。

治痞块，用水红花（新鲜者），同老蒜捣④烂，量入皮硝一二两，捏成饼，比痞块大一围，放痞上，用袄扎紧，待干再换，则痞亦消。

又方

红芥菜子，即猪血芥。不拘多少，生姜汁浸一宿，大约芥子一酒杯，加麝香一钱，阿魏三钱，同捣极烂如膏药，摊青布上，贴患处，外用汗巾扎紧，一宵贴过，断无不消。

又方名药猪胞⑤

麝香一钱　阿魏三钱　水红花子　大黄　归尾　甘遂　急性

---

① 捣　原作"打"，据前后文例改。
② 炭　原作"灰"，据此药炮制法、下文"研粉"改。
③ 捣　原作"打"，据前后文例改。
④ 捣　原作"打"，据前后文例改。
⑤ 胞　原作"泡"，据此脏器名称及后文"尿胞"文例改。

子　甘草_{各五钱}

上为细末，用猪尿胞①一个，量痞块大小，用尿胞大小，装入干烧酒半胞，将前药末放入胞内，紧扎住口，用白布将胞兜扎于患处，俟块化尽，即去之，不可迟也。

八反膏　治痞块②。

鳖头　苋菜　葱　蜜　甘草　甘遂　芫③花　海藻　阿魏鳖甲　水红花子

上，应为末者为末，应捣烂者捣烂，入末再捣，如和不匀，加烧酒调之。先以水调白面作圈，围痞，上大，六七分厚，其药敷在痞上，外用锡注二把，放烧酒在内，熨痞上，冷则再换，至痞内动，熨方止，明日大便下脓血，即除根。

治气癖在小腹，上攻冲心痛，用穿山甲片，土炒脆，为末，砂糖调陈酒送下，每服三钱，止痛如神。如不能饮酒，糖④调亦可。

化癖膏　治块如活鳖，能行动，诸药不效者。

每日空心，将靛花三四五匙，冲热陈酒内，服至十日即不动，服一二月即消尽矣。外用化癖膏⑤敷之。

治大人小儿癖块方

甘草　甘遂_{各三钱}　硇砂_{一钱}　木鳖子_{四个，去壳}　苋菜_{三钱}鳖肉_{一两}　葱头_{七个}

上加蜜少许，捣成膏，以狗皮摊贴，如药干，用葱、蜜润之，二次即消。

治痞块方　腹中攻痛，面黄肌瘦者，愈有应验。

真陈阿胶_{一两，蛤粉炒松，研细}　九制陈胆星_{五钱，人乳浸，微火}

---

① 尿胞　原作"水泡"，据下文"尿胞"文例改。
② 治痞块　原在"八反膏"上，据其文例移。
③ 芫　原作"元"，据此药名称正之。
④ 酒糖　原作"糖酒"，据前后文义乙转。
⑤ 化癖膏　原脱，据前后文义补。

烘，研　川贝母一两，去心　麝香四分，忌见火，研鳖甲三个，必要九骨
七口骨佳，真麻油炙脆黄，研

　　以上五味，共为细末，用无蜡真柏油二两，火熔开后，入
前药末在内，搅和。每服，用干豆腐衣，温水浸软，取豆腐衣
一大块，包药约一分五厘，不拘滚汤、饭汤、茶、酒送下。清
晨服三包，饭后服三包，不必多服。柏油用三两亦可。极重
者，两料必愈。

治伤寒结胸停食方

陈香糟六两　生姜四两　水菖蒲根四两　盐二两

　　上炒热，为饼，敷胸前，以火熨之，内响即去。如口渴，
任吃茶水，待大便利下恶物即愈。

治腹内虫痛方

乌梅一个　老姜二片　榧子十粒　花椒十四粒

　　上，加黑糖少许，煎服，虫尽出矣。

膈 噎

治膈食膨胀效方

五六月，用老生姜二三斤或四五斤，放在竹篓内或麻布袋内①，浸在粪缸内七日，取出，洗净，竹刀刮去皮，切片，空中吊着阴干，为末。每服三钱，火酒调下，不过三服即愈。

治一切痰膈食膈效方

黑砂糖一斤　连皮老生姜一斤

将二味共捣如泥，成膏，入瓷罐内，封固，埋干燥净黄土内七日，取出，每日和滚水服之。

缪仲淳秘传膈噎膏

人乳　牛乳　蔗浆　梨汁　芦根汁　龙眼　肉浓汁　姜汁人参浓汁

上七味，俱等分，惟姜汁少许，隔汤熬成膏子，下炼蜜，徐徐频服之，其效如仙丹。更须心安气平，勿求速效。

又方

好陈酒一斤　米糖十两　贝母二钱　砂仁二钱　广木香二钱广陈皮二钱

上咀片，入瓷瓶内，箬叶扎紧，上放米一撮，重汤煮，以米熟为度。每日清晨服一大杯，药完病痊。

又方

糖坊内上好糖糟一斤，加生姜四两，先将糟打烂，和姜再捣，做小饼，晒干，放瓷瓶内，置灶烟柜上。每日清晨，将饼一枚，泡滚水内，少停，饮汤。已经屡试屡验。

---

① 内　原脱，据文义补。

治噎食方＊

生藕汁　生姜汁　雪梨汁　萝卜汁　甘蔗汁　蜂蜜　白果汁　竹沥

上各一盏，和匀，饭上蒸熟，任意食之。

治反胃膈气方＊　　此症必起于血枯肠燥①，大便三四日一次，粪如马栗。若如羊屎者，不治。口常吐白沫者，不治。

牛乳　羊乳　人乳

不拘分量，总宜常服，生血润肠之妙药。

又方

青州柿饼五六枚，饭上蒸熟食之，不用汤水，常服即愈。

治噎膈气不通方

用鸡嗉，烧、研，入木香、丁香、沉香、红枣，丸服。

治膈气暂开关丸

用荔枝一个，去核，将蜒蚰一条，放在荔枝肉内，将冰片三四厘，掺在蜒蚰上，即将荔枝肉裹好，仍放在荔枝壳内，扎好，即令病人含在口内，有冷涎水渗出，可徐徐咽下。俟一时许，蜒蚰即化完，亦无水渗出，令病人连壳吐出。只服一次，可以立进饮食，逾四五月。但不可病人知之，恐其秽，不肯吃也。

噎食倒食方＊见《蓉曝杂记》

用真柿霜拌秫米，蒸饭上食之，八日不饮滴水，效。

五噎散　　治五噎，食不下，呕吐痰涎，咽喉噎塞，胸膈满痛。

人参　桔梗　荜澄茄　枇杷叶　干生姜　木香　白豆蔻杵头糠　甘草炙　沉香不见火　白术　半夏泡七次。以上各一钱

上切，一剂，水二盅，姜七片，煎至一盅，食后服。

韭汁牛乳饮　　噎膈日久不愈用。

---

①　血枯肠燥　原作"肠燥血枯"，据下文"生血润肠"改。

韭汁二两　牛乳一盏　生姜五钱，取汁　鲜竹沥半盏　童便一盏
和匀，温服，效。

启膈散　通噎膈，开关之剂，屡效。

北沙参三钱　杵头糠五分　荷叶蒂二个　丹参三钱　川贝母一钱五分　砂仁壳四分　茯苓一钱　郁金五分

上八味，水煎服，加法列后。

虚者，加人参。前症若兼虫积，加胡黄连、芜荑。若兼血积，加桃仁、红花，或另用生韭汁饮之。若兼痰积，加广橘红。若兼食积，加萝①卜子、麦冬、山楂。

河间雄黄散

雄黄　瓜蒂　赤小豆各一钱

共为细末，每服五分，温水调，滴入狗涎四匙服下，以吐为度。吐去膈间小虫，然后调养正气。

润肠膏　治噎膈，大便燥结，食进良久复出，及朝食暮吐、暮食朝吐者，其效甚捷。

威灵仙四两，捣汁，四五月间取开花者佳，方可取汁用　生姜四两，捣汁　真麻油二两　白蜂蜜四两，煎滚，掠去面沫

上四味，同入银、石器中，搅匀，文火煎，候如膏，时时用筯②挑一匙食之。一料不效，宜再进一料，未有不效者也。

按：威灵仙如无鲜者之时，即将干者水浸一宿，绞汁用亦可。

膈气初起方方三

以鲜佛手露和开水频饮，数日必效，半月而愈。

取黄牛涎唾，拌入炒米粉内，勿令病人知，与食，下咽亦效。

以酒炖热，然后杀鹅，血冲入，饮之，亦即愈。

---

① 萝　原脱，据此药名称补。
② 筯　原作"筋"，据文义改。

便　闭

五子丸　治老人大肠燥结等症。

火麻仁　紫苏子　松子肉　杏仁炒，去皮、尖　芝麻炒

共研如泥，瓷器收贮，每服一丸，弹子大，蜜水化下。

治大便不通方[*]

皮硝三钱，水化开　香油一盏　皂角末五分

上三味，入猪胆内，再用竹管，一头入胆口内，用线扎紧一头入谷道内，用力将猪胆一挤，其药入脏①，立通。

治大便燥结，用鸡蛋清一二枚，生食，即愈。

治老人大便艰涩方

熟地三钱　山药四分　山萸肉一钱　茯苓一钱　丹皮一钱　泽泻一钱　人乳半杯　白蜜五钱

先将六味②煎汤，去渣，后入人乳、蜜，煎一沸，空心温服，一二剂愈。

治小便不通方[*]

独囊大蒜一个　栀子二十一个　盐一匙

共捣，敷脐中，良久即开。若不通，敷阴囊上，立愈。

治中暑大小便不通，用田螺三枚，捣烂，入青盐三分，摊成膏，贴在脐下一寸，即愈。

老年便闭，松子仁去衣，每日常服之，勿间断，永无便闭之患。

---

① 脏　此处指大肠。
② 味　原作"位"，据文义改。

老年遗尿不知方_{方二}

蔷薇根，捣烂，绞汁，温酒冲服。

桑螵蛸，不拘多少，酒炒，为末，姜汤调服二钱。

肾虚遗溺方*

益智仁_{四十九粒}　　白茯苓_{去皮，二钱}

水二盅，煎至^①八分，入盐一撮，空心温服。

缩泉丸　治脬气不足，小便频数，一日夜百余次。

益智仁　天台乌药_{大如臂者佳}

上等分，为末，酒煮山药，捣和为丸，如梧桐子大，每服五六十丸，临卧用盐汤送下。

五更泄泻方*_{老年人}

老黄米_{三合，炒}　建莲肉_{二钱，去心}　木香_{一钱，煨}　白术_{二钱，}_炒　淡干姜_{二钱}　赤砂糖_{一两}

共为末，每服三钱，空心开水送下。

---

① 至　原无，意欠明，据文义补。

风寒湿痹

治太阳风寒头痛及半边头痛，生姜三片，将桑皮纸包[①]好，水湿，入炭火中煨熟，乘热将印堂、两太阳各贴一片，以带缠之，立愈。

治半边头痛方[*]　因风寒而起者，更效。

肉桂心一分　麝香二厘　人言一厘　北细辛半分　辛夷半分
胡椒十粒

上为末，用枣肉捣丸，如豌豆大，一粒，放膏药中心，惟贴[②]太阳穴内，一日见效。如壮年火盛者，愈后服黄芩、大黄泻火，即日自愈。

又方

白芷　细辛　石膏　乳香去油　没药去油

上等分，为末，吹入鼻中，左痛吹右，右痛吹左。

又方

此治暑天甚怕风，亦欲绵裹头，极重之症。用鹅不食草，阴干，将上好烧酒浸一宿，日间晒干，晚间又浸，如此七次。若右边痛，将此草塞右鼻，若左边痛，将此草塞左鼻，约一时许，鼻流冷水尽，即愈。

治箭风方俗名鬼箭打　或头项手足筋骨疼痛，半身不遂等疾，照方一服即愈，真神仙方也。

穿山甲一钱，炒，研　白薇二钱　泽兰三钱

照分量，好酒煎服。

---

① 包　原脱，据文义补。
② 惟贴　原作"贴惟"，据文义乙转。

治一切麻木、痹症、痛风、历节，虎骨、木通，煎汤，频频多吃，即愈。

治痛风、历节，四肢疼痛，醋磨硫黄敷之。或用葱白，杵烂，炒热熨之。

又方

红花 白芷 防风各五钱 威灵仙三钱

酒煎服，取汗，三服全①愈。

治脚气，足疾，肿痛拘挛。

川牛膝 威灵仙

各等分，为末，蜜丸，每服五十丸，空心服。

玉蟾利风丹 治遍身风湿，筋骨疼痛。

寒水石一两，煅 麻黄去节，炒，四两 全蝎水洗，焙干，五钱 乳香五钱，去油 白芷五钱 甘草五钱 川芎五钱当归五钱 罂粟壳滚水泡，去筋，净末六两 闹羊花火酒拌，晒干，四两 草乌五钱，黑豆同煮，去豆，晒干 自然铜煅，一两五钱

上为细末，收贮，勿泄气。每用，量人虚实，用陈酒送下三分，或四分、五分为率，取汗，避风，三服必愈。或用陈米糊，捣为锭，分数同上，磨服亦可。

足疾方

威灵仙 牛膝各等分

上二味，共为细末，蜜丸，空心服，或酒或滚水送下。

东坡云：此方有奇验，凡肿痛拘挛，皆可愈，久服有走及奔马之效。独忌茶，如犯之，不复有效。当收槐芽、皂角芽之极嫩者，如造茶法贮之，以代茗饮。

此风气②、足疾二方，见王渔洋《分甘余话》。

---

① 全 通“痊”。

② 风气 原作“腋气”，据上文“玉蟾利风丹”改。

筋寒湿气末药方

虎骨一两，酥炙　红花三钱　桂枝一钱　赤芍二钱　羌活一钱五分　桑白皮一两　陈皮一钱五分　山楂三钱　秦艽一钱五分　白蒺藜三钱　当归三钱　苍术七钱　独活一钱五分　厚朴二钱，姜汁炒　杜仲三钱，姜汁炒，去丝

上磨细末，收贮瓷器，每服五钱，午时后陈酒送下。

箭风丹

狗骨三钱，煅，研　栀子七个，研　飞面一两　陈糟一两

上研，和醋调敷。

治痹方

真茅山苍术五斤，洗净泥垢，先以米泔水浸三宿，用蜜浸一宿，去皮，用黑豆一层，拌苍术一层，蒸二次，再用蜜、酒蒸一次，用河水，在砂锅内熬浓汁，去渣，隔汤炖，滴水成珠为度，每膏一斤，和炼蜜一斤，白汤调服。

一老人，专用此方，寿至八十余，身轻体健，甚于少年。

治风寒湿痹药酒方

川羌活①一钱　川桂枝一钱　当归身钱半　秦艽一钱　金毛狗脊钱半　虎骨钱半　防风一钱　杜仲二钱　川断一钱　川芎八钱　晚蚕砂二钱　熟附子一钱

加桑枝三钱，生姜一大片，大枣二枚，陈酒二斤浸，煎服。

治湿气初起法：嫩松枝、小松秧，不拘多少，将二味入石臼内捣烂，倾入陈酒，绞取浓汁，炖热，随量饮醉，醒时痛即止，多饮几次更好。

七制松香膏　治湿气第一神方。

松香三斤，第一次，姜汁煮，第二次，葱汁煮，第三次，白凤仙花②汁

---

① 活　原脱，据此药名称补。

② 花　原脱，据此药名称补。

煮，第四次，烧酒煮，第五次，闹羊花汁煮，第六次，商陆根汁煮，第七次，红醋煮　桐油三斤　川乌　苍术草乌　官桂　干姜　白芥子　蓖麻子以上各四两　血余八两

上八味，共入桐油，熬至药枯发消，滴水成珠，滤去渣，入牛皮膏四两，烊化，用前制过松香，渐渐收之，离火，加樟脑一两，好麝香三钱，厚纸摊之，贴患处，神效。

九制松香膏　又①名九汁膏

上好松片香三斤，用清水煮，烊拉拔过，倾去水，再换水煮，再拉拔，换水，如此以十遍为度。将松香研末，用姜汁、葱汁、白凤仙花②汁、烧酒、闹羊花汁、商陆根③汁、韭菜汁、童便，挨次将松香拌浸透，晒干，作八次制过，其第九次，将好醋少许，不可多，再拌松香，晒干，研极细末　川乌　草乌　苍术　上肉桂　白芥子　干姜　蓖麻子以上各四两　血余八两

另用桐油三斤浸药，春五、夏三、秋七、冬十日，熬枯，滤去渣，再熬，先入广阿胶四两，俟熔化后，将制过松香末筛入收之，离火，入樟冰一两，待冷，入麝香二钱，搅匀收贮，摊贴神效。

见睨膏　专治风寒湿气，骨节疼痛，历节痛风，痿痹，麻木不仁，鹤膝风，偏头风，漏肩风等症，并治跌仆闪挫等伤。阴证、无名肿毒，已破烂者，勿贴。小儿、孕妇，勿贴。

活短头发晒干，二两，用壮④年人剃下者　大黄　灵仙　雄鼠粪各一两　川乌　草乌　刘寄奴各八两　土鳖虫大者三十个　羌活　独活　红花　蛇床子　苍术　当归　生南星　生半夏　白芥子　桃仁各五钱。上十八味，俱切碎　樟脑冰一两　甘松　山奈　花椒　猪牙皂　穿山甲炙，研　荜茇　没药不必去油，同乳香炙热，同众药研

---

① 又　原脱，据文义补。
② 花　原脱，据此药名称补。
③ 根　原脱，据此药名称及上方"商陆根"文例补。
④ 壮　其下原衍"壮"字，据文义删。

细。以上各三钱①　乳香五钱　白芷一钱。上十味，研②极细末　新鲜烟叶汁一斤，松香六两收，晒干　新鲜商陆根汁一斤，松香六两收　新鲜闹羊花汁半斤，松香三两收　新鲜艾叶汁半斤，松香三两收　白凤仙花汁半斤，松香三两收　老生姜汁半斤，松香二两收　葱汁半斤，松香三两收　韭汁半斤，松香三两收　大蒜汁四两，松香二两收

用足称称麻油二斤四两，先将头发入油，熬半炷香，再将前药入油，熬至焦黄色，不可太枯，即滤去渣，入前松香，熬化，再用丝绵滤去渣，再熬，至油面起核桃花纹。先加入极细密陀僧四两，再徐徐加入好西硫黄末一斤。投此二味时，务须慢慢洒入，不可太多太骤，以滴水成珠为度③，离火，待温。然后掺入细药，搅匀，瓷器收贮。熬时须用桑枝不住手搅。青布摊贴，每张净药重四钱。临时加肉桂末五厘，细辛末二厘。

集宝疗痹膏

川乌　草乌　天南星　半夏　当归　红花　羌活　独活大黄　桃仁各四两　穿山甲一两　白芷五钱　肉桂一斤　麻油一个葱汁一碗　姜汁一碗　松香一斤　密陀僧二两　硫黄半斤

上收，煎好，加乳香、没药、血竭、胡椒、樟脑冰、细辛、牙皂末各二钱。若加商陆根、凤仙花④、闹羊花、鲜烟叶、鲜蒜、鲜豨莶⑤等汁更妙。

摩腰膏　治老人虚人腰痛，妇人带下清水不臭者，虚寒者宜之。

附子　川乌　天南星各二钱半　川椒　雄黄　樟脑　丁香各钱半　干姜一钱　麝香一分

---

①　以上各三钱　原在"不必去油"上，据前后文义移。
②　研　原脱，据上下文义补。
③　为度　原无，据文义补。
④　花　原脱，据此药名称、前文"凤仙花"文例补。
⑤　豨莶　原作"希莶"，据此药名称正之。

上为末，蜜丸，弹子大。用生姜自然汁化开如糜①，蘸手掌上，烘热，摩腰中痛处，即以暖帛扎之，少顷，其热如火，每日饭后用一丸。

摩风膏 治风毒攻注，筋骨疼痛。

蓖麻子净肉，研，一两　川乌头生，去皮，一两　乳香钱半，研

上以猪油研成膏，烘热，涂患处，以手心摩之，觉热如火，效。

治寒湿气方

真白芥子，研烂，陈窨②醋调，摊厚双皮纸上，做夹纸膏，以针密密刺孔，并将新棉花薄薄铺一层，放在患处，然后将夹纸膏贴在棉花上，片时即似火燃，热过即揭去，棉花以薄为妙。此膏不可预制，须要临时调合，摊就即贴。

---

① 糜　原作"糜"，据文义改。

② 窨（yìn　阴）　窨，藏也。

针　灸

雷火针　治风寒湿毒，留注经络，痛肿不散者。

苍耳子肉去油　乳香　没药各三钱　羌活　川乌　穿山甲土炒　丁香　麝香　茯苓　黑附子　猪苓　泽泻　大茴香　白芷　独活　广木香　肉桂各一钱

上共研细末，和匀，先将蕲艾揉绵，用纸二层，铺于上，擀薄，以药末掺上，要极密，外用乌金纸卷紧，粘固两头，用线扎紧。用时以手擦患处，用黑点记，将针在火上烧着，用红布二三层，铺于痛处，针之。

又方

蕲艾一两，搓揉①成绒　辰砂二钱　乳香　没药　雄黄　桃树皮　川乌　草乌　硫黄　穿山甲各一钱　麝香五分

上为细末，作针，按穴针之。忌尻诸神值日。

三气合痹针

乳香　没药　牙皂　羌活　独活　川乌　草乌　白芷　细辛各五分　肉桂　苍术　雄黄　硫黄　穿山甲　樟脑冰各一钱　麝香三分　艾绒钱半

作针。

百发神针　治偏正头风，漏肩，鹤膝，寒湿气，半身不遂，手足瘫痪，痞块，腰痛，小肠疝气，痈疽发背，对口痰核，初起不破烂俱可用，各按穴针之。

蜈蚣一条　木鳖　五灵脂　雄黄　乳香　没药　生川附子　血竭　草乌　川乌　檀香末　降香末　浙贝母　麝香各三钱

---

① 揉　原作"熟"，据前文"将蕲艾揉绵"文例改。

母丁香四十九粒　浮蕲艾绵或一二两

作针。

消癖神火针

蜈蚣一条　木鳖　五灵脂　雄黄　乳香　没药　阿魏　京三棱　蓬莪术　甘草　皮硝各一钱　闹羊花　硫黄　穿山甲　牙皂各二钱　麝香三钱　甘遂三分　艾绒二两

作针。

阴证散针

乳香　没药　羌活　独活　川乌　草乌　白芷　细辛　牙皂各五分　硫黄　穿山甲　大贝母　五灵脂　肉桂　雄黄各三钱　蟾酥三分　麝香三分　艾绒两半

作针。

香硫饼　治寒湿气。

麝香二钱　辰砂四钱　硼砂二钱　细辛四钱。以上俱为细末　皂①角刺二钱　川乌头②二味俱用黄酒半斤煮干, 为末　硫黄六两四钱

上先用硫黄、角刺、川乌头入铜③勺内, 火上化开, 再入前四味末, 搅匀, 泼在干净土地上, 候冷, 取起, 打碎, 成黄豆大。用时以干面捏成钱大, 比钱薄些, 先放在患处, 置药一块在上, 以香火点着, 连灸三次④, 即愈。

蒸法　治腿膝疼痛, 风寒湿三气伤于足膝, 名为足痹。

川椒一把　葱三大茎　盐一把　小麦麸面四五升

上用醋合, 湿润得所, 炒令得所, 摊卧褥下, 将所患腿脚, 就卧熏蒸, 薄衣被盖, 得汗出匀遍, 约半个时辰。待一两个时辰, 觉汗消解, 勿令见风, 立效。

---

①　皂　原脱, 据此药名称补。

②　川乌头　其下脱分量。

③　铜　原作"桐", 音同形近之误, 据文义改。

④　次　原作"火", 据文义改。

熨寒湿痹痛麻木不仁妙方

川乌　草乌　荜茇　甘松　山奈各五钱

上为末，炒热，布包，熨痛处，神方。

熨背法　治胸背疼痛而闷，因风寒湿而起者。

肉桂心　附子　羌活　乌头　细辛　川椒各钱半　川芎一钱

上共为细末，以帛包之，微火炙令暖，以熨背上，取瘥止为度。

黄　疸

治疸神饮

将茵陈草煎浓汤，每日以多吃①为妙，要忌荤腥鱼肉，并忌盐味而淡食，则能速愈，此草真治疸神药也。若腹中不快，量加神曲、麦芽，用煎服之，更无他药功能胜此者。若小便不利，或以车前子汤同吃，或用瓜蒌根，打汁碗许服。连服更效。

扎黄疸方

雄鲫鱼一个，去头骨，只②用背上肉两块　胡椒每岁一粒，至十粒止，研细　麝香三分

上二味，同舂烂，麝香另加，不必同舂，恐沾染臼上，将蛤蜊壳填满，合于病人脐上，用绢缚紧，一日夜即愈。

黄疸病方方五　黄疸者，多起于饮食劳倦，脾土不能运化，湿热内郁所致，通身面目悉黄如金。

白术　猪苓　泽泻　茵陈各一两　茯苓一两五钱

上为末，白汤调下五钱，日三服，多饮。

用生南瓜蒂，研烂，绢包，塞鼻孔，男左女右，又须令病人以布围其两肩，待黄水流尽即愈。或以干南瓜蒂，炙炭，为末，以鼻嗅之，黄水流尽，亦愈。

掘取鲜枸杞根上皮，即鲜地骨皮。洗去泥，打烂，绞汁，去渣。临卧以开水冲服，每服一酒杯，二三次即愈。冬日以生白酒冲服，尤捷。

---

① 吃　其下原衍"数"字，据文义删。
② 只　原作"至"，据文义改。

以土牛膝四两，生白酒三碗，煎六七沸，空心连服，三日除根。

凡患疸症者，宜多吃荸荠，不拘生熟，自效。

积食黄疸方[*]

老丝瓜，连子烧炭存性，为末，每服二钱。因面得病者，面汤下；因酒得病者，淡酒下。连进数服，即愈。

女劳疸　大劳大热之后，或房劳之后，为水湿所搏，以致日晡发热畏寒，膀胱急，少腹满，目黄，额上黑，腹胀如有[①]水，大便黑色，时溏，故云黑疸。

白术　茯苓　白芍　黄芪炙　白扁豆炒。各二钱　甘草炙，一钱

上六味，加生姜五片，枣二枚，水煎服，以好为度。

黄汗方　身体俱肿，汗出不竭，其汗能染衣，如柏汁。此由脾胃有热，汗出，为风所闭，热结于中之病也。

生黄芪　赤芍　茵陈各二钱　石膏四两　麦冬去心　豆豉各一两　甘草炙，五钱

俱为末，每服五钱，淡姜汤调，远食服。

---

① 有　原无，据文义补。

瓠　白

瓠白散

治瓠白病，肿胀，遍身俱浮。先将河白草煎汤，洗净，沐浴亦可，再用茵陈草、怀牛膝、车前子、冬瓜子、块滑石、生姜皮各三钱，煎服。

瓠白病良方

栀子黄、鸡蛋白、飞面，三味捣成饼，贴脐上。再以茵陈、通草、灯心草、甘草梢上四味，名四草汤。煎服之，即愈。

又方

灰蓼头根，捣汁，开水冲服半小杯，七服愈。

暑痧　瘟疫

治中暑昏眩①烦闷欲绝急救方

取田中干泥，做一圈，堆在病人肚上，使少壮人撒尿于泥圈肚脐中，片时即得生矣。苏后不可饮冷汤，须进温米汤。

又方

挖地深三尺，取新汲水，倾入坑内，搅浊，饮数瓯，即愈。

治中暑法　用大蒜一握，同新黄土研烂，以新汲水和之，滤去渣，灌入即活。凡中暑伤者，不可便与冷物，俟稍醒，方可投冷物，则中气运动，无患也。

治伤暑霍乱神方

丝瓜叶一片　白霜梅肉一枚，并核中仁

上同研极烂，将新汲水调服，入口立瘥。切不可即饮热汤。

又方

取扁豆叶，捣汁一碗，饮之立愈。

治伤暑急暴霍乱吐泻方

陈皮　藿香各五钱

上用土澄清水二杯，煎一杯，服之立愈。

急救霍乱吐泻抽筋危症方

不问转筋霍乱，令人偃卧，将膝下弯内，以手蘸温水轻轻急拍，直待紫红筋现起，用瓷锋刺出血，立愈。此名委中穴，在膝后对面。

---

① 眩　原作"弦"，音同形近之误，据前后文义改。

治干霍乱煎方　上不得吐，下不得泻，身出冷汗，危在顷刻者。

食盐一两　姜五钱，切片

同炒变色，以水一大碗煎服，吐出自愈。不可热服。好后切不可遽吃饭食，俟饿极后方可吃稀粥。

治干霍乱方

腹痛，绞痛不可忍者，切不可吃药并热汤水，一吃即死。只一样①，将冷水一碗，调入食盐二三钱吃下，吐则再吃，多吃多吐，则邪散而愈。

叶天士药茶方　专治伤风伤寒，头痛发热，停食，肚腹膨胀，霍乱吐泄泻，伏暑，赤白痢疾等证。

羌活　独活　荆芥　防风　柴胡　前胡　藿香　香薷　紫苏　葛根　苍术　白术炒焦　枳实　槟榔　藁本　滁菊花　青皮　桔梗　甘草　半夏制　白芥子　大腹皮　木通　莱菔子研　杜苏子　车前子　泽泻　猪苓　薄荷　生姜以上各二两　川芎　白芷　秦艽　草果各一两　陈曲即神曲　南楂炭　茯苓皮　麦芽各四两　杏仁　厚朴　广陈皮各三两

上药四十一味，共煎浓汁，以陈松萝茶叶六斤收之，晒干，每服二三钱，小儿减半，煎服。

急救时疫方

天竺黄二两　人中黄二两　白僵蚕一两，去黑口入药，取直者为雄　全蝎一两　荆芥一两　防风一两　当门子一钱

各研细末，无声为度，水泛为丸，如桐子大，辰砂为衣。每服二十丸，生姜汤送下。小儿减半，孕妇忌服。

预避不染疫痧良方

莱菔子三钱　桔梗二钱　薄荷四分　青黛五分　土贝母②三钱，

---

① 只一样　原在"腹痛"上，据前后文义移。

② 母　原脱，据此药名称补。

去心　戎盐三分

每一剂，可以作三人分饮，照方预服①，服下二三次，可以不染时痧。

白痧药

白胡椒一两　北细辛二钱　檀香末三钱　牙皂一钱　焰硝三钱白矾三钱　蟾酥三钱　丁香三钱　冰片五分　麝香五分

上为极细末，或加金箔二张，研匀，收贮，嗅之。

火龙丹

西牛②黄一钱　麝香二钱　冰片脑一钱　牙皂一钱　辰砂二两，水飞　荜茇一钱　雄精三两　焰硝一两　月石五钱　金箔一百张

共为极细末，瓷瓶收贮，勿令泄气。用时嗅之，或放舌尖上，吃下亦可。

细金丹　治痧胀腹痛。

北细辛三钱　川郁金一钱　降香末三钱，紫者　荆芥六钱

共为细末，每服一茶匙，放舌尖上，以津唾送下。

截疫保命丹

此丹药味中正，料价③昂贵，内有珍珠、琥珀，御外邪而守内变，能通正气，驱积秽，复绝脉，专治霍乱吐泻，腹痛昏厥，里急后重等症。

大劈砂二两四钱，生，研极细，水飞净，研至无声为度，用以为衣料腰雄黄二两四钱，生，研极细，水飞净，研至无声为度　公丁香二两四钱，生，研极细　广木香二两四钱，生，晒，研极细　杜蟾酥二两四钱，好烧酒浸化，杵入　珍珠二钱，生，研极细，研至无声为度　真西琥④珀八钱，生，研至极细，无声为度　嫩薄荷一两，入怀中煨脆，研细　茅苍术二两

---

① 照方预服　原在"每一剂"下，据前后文义移。
② 牛　原脱，据此药名称补。
③ 料价　原作"价料"，据前后文义乙转。
④ 琥　原脱，据此药名称补。

四钱，去粗皮，生，研极细　水飞滑石二两四钱，研至无声为度　锦①纹
大黄四两八钱，生，晒，研极细　麝香②六钱，俟诸药末俱齐，修合时研细，
和匀　云母四钱，煅，研细　五灵脂六钱，研细，酒③飞，去砂石，晒干，
再研

　　上药各为细末，愈细愈佳，然后称准分量，拌匀，以好烧
酒浸蟾酥，杵和为丸，如莱菔子大，水飞朱砂为衣，碗合箕
簸④摩荡，令光坚，晒干，瓷瓶收贮。每服七丸，重者多至三
服，无不立效。此丹入口，须含在舌心，令其自化，舌上发
麻，然后咽下。洞泄无度者，藿香汤送下二十一丸。修合须择
天德月德，合天赦天医吉日于静室中，虔诚洁净，慎重修合，
不可遭蹋。乾隆二十一年大疫，赖此方而定。

　　急救万应丸　治时疫头痛项强，一身尽痛，大热，瘢疹不
透及阴阳自利，暑湿红白痢，一切痧证，心腹疼痛，吐泻交
作，六脉皆闭，四肢冰冷，冷汗如水，或欲吐不吐，欲泻不
泻。但挥霍撩乱者，谓之干霍乱，即俗说之吊脚痧。虽重者，
两目陷下，大肉落尽，服下不吐即生，如吐，再服。及三服不
吐，亦生矣。惟米汤，切不与服，大忌大忌！至要至要。

　　制茅苍术　广藿香忌火　杭白芍酒炒焦。各四两　生甘草　槟
榔　砂仁去壳，忌火。各一两　赤芍药酒炒　广陈皮　升麻忌火　白
扁豆壳净，炒　大半夏好醋煮过　黑郁金忌火　川楝肉各三两　柴
胡　制香附　荆芥穗　葛根　北细辛　延胡索　乳香去油　没
药去油　紫降香　独活　川厚朴去皮，姜汁炒。各二两　广木香一两
五钱，忌火　南滑石六两

　　上药二十六味，均为细末，神曲打和为丸，如桐子大，以

---

　　① 锦　原作"绵"，据此药名称正之。
　　② 麝香　其上原衍"当门子"三字，当门子乃麝香别名，因删。
　　③ 酒　据前后文义，疑系"水"字之误。
　　④ 箕簸　原作"簸播"。"簸"，字书无此字，"播"，音同之误，
据前后文义改。

辰砂为衣，每服三钱，葱汤送下，开水送下亦可。心腹痛，阴阳水服，效如神。孕妇不忌。

治痧胀腹痛方

凡痧胀，夏月多患此证，面色紫赤，腹痛难忍。使饮热汤，便不可救，即温汤亦忌。如遇此证，速取生黄豆，咀嚼咽下，约至数口，立刻止痛。平人食生豆，最引恶心，止[1]有痧胀人食之，反[2]觉甘甜，不知腥气。此方既可疗病，且可辨证，真奇方也。

沉香郁金散　治痧气寒凝，以及腹痛。

沉香　木香　郁金各一钱　乌药三钱　降香二钱　细辛五钱

上忌见火，生研为细末，每服三分，将砂仁汤稍冷送下。

痧药方　名蟾酥丸

雄黄三钱　麝香三分　木香一钱　丁香一钱。以上俱不见火　苍术三钱　蟾酥一钱　石菖蒲一钱，炒　炒山慈姑钱半

上共为末，火酒化蟾酥为丸，如粟米大，朱砂为衣，如难丸，少加米饮。每服二三粒，放舌尖上化下。加入西牛黄、金箔，端午日午时合，尤妙。

又方

沉香筛，研细　母丁香　朱砂水飞　雄黄以上各五钱　广木香一两　麝香三钱　茅山苍术米泔浸，去毛，净末二两　真蟾酥三钱

上俱忌见火，为细末，各称准分量，将火酒化蟾酥，为丸；如丸不就，少加米饮。丸如粟米大，每服二三丸，放舌上化下。

辟瘟丹方　此药烧之，能令温疫不染，空房内烧之，可辟秽恶。

乳香　苍术　细辛　甘草　川芎

---

① 止　通"只"。

② 反　原作"凡"，音近之误，据前后文义改。

再加檀香一两亦可，共研细末，枣肉为丸，如芡实大。

神圣辟瘟丹

苍术为君，倍用　羌活　独活　白芷　香附　大黄　甘松　山柰　赤箭①　雄黄各等分

上为末，面糊丸如弹子大，雄黄②为衣，晒干，焚之。

治大头瘟方　头面腮际肿胀极大，寒热交作，甚至崩裂出脓，不可敷药，恐邪气入内，以至于死。

人中白即马桶底下尿垢也。火煅，研末，每服二钱，白滚汤调服。

又方

将好青黛末，调服二钱。

又方

只用马兰头一把，捣汁，将鹅毛搽上，一日五六次，热气顿出。亲验，真神方也。

治抱头火丹方　即大头瘟

将卷③柏叶捣烂，用鸡子清调敷，神效。

治鸬鹚瘟方

两腮肿胀，憎寒恶热者，外用赤豆半升，为末，水调敷，或用侧柏叶，捣烂敷之，内用薄荷浓汤，热服。

---

① 赤箭　天麻之别名。
② 雄黄　原作"黄子"，据文义改。
③ 卷　原作"扁"，据此药名称正之。

消　渴

玉泉散　治消渴之神药也。

白粉干葛　天花粉　麦冬　生地　五味子　甘草　糯米

上服一剂。

还津丸　生津止渴。

霜梅　乌梅各二十五个，俱去核　苏薄荷末一两　冰片分半　硼

砂钱半

上研极细为丸①，每含一丸，津液立至。

消渴润燥方

白蜜　人乳酥各一斤

上熔化一处，每日不拘时服。

消渴方

用缫丝汤饮之。

玉壶丸　治消渴引饮无度。

人参　瓜蒌根各等分

上为丸，炼蜜丸梧桐子大，每服三十丸，麦门冬汤送下。

绛雪散　治消渴引水无度，小便数者，大有神效。

黄芩　黄丹　汉防己　瓜蒌根各等分

上为末，每服二钱，温水调下，临卧并进，三服即愈。

缫丝汤　治三消渴饮，如神！

蚕茧缫丝汤，大能泻膀胱中伏火，引阴水上潮于口，而不

渴也。如无缫丝汤，用原蚕茧壳绵子煮汤服，亦可代之。时时

进饮，取效。

---

① 为丸　其下脱形状、分量。

瘰　疬

瘰疬治法

此症，男子皆因恼怒忧闷起者多，妇人因忧思不遂愤怒起者多，小儿因①性急躁怒起者多，或误食鼠涎毒物起者，亦不少也。初起必恶寒发热，用万灵丹一服，葱汤送下，盖被出汗。孕妇忌服。外用紫玉簪花叶，放小瓷盘内，加好醋少许，面②粉少许，蒸熟，将叶蘸汁贴，一日一换，用葱汤洗。未溃者即消，已溃者收口。冬月无花、叶，用猪胆十个，取③出胆汁，放在小盖钵内，不见铁器，用文火煮成膏，取起，冷定，加入冰片三分，乳香五分，用红绵纸摊贴，一④日一换，亦用葱汤洗⑤。此皆初起二三月之治法，必可消也。或已溃者，夏月用前叶贴，冬月用黑膏药、上好红升丹贴。如起管者，将绵纸搓成线，蘸麻油，将升丹滚上，插⑥入管内，日换药线，拔去管，则不用药线，收功。如内核根脚硬大日久，贴前药难消，须服西黄丸。乳香一两，没药一两，西黄三分，麝香一钱五分，米饭一两，捣烂为丸，如桐子大。每服二钱，夜间酒下，日间服香贝养荣汤，必可消净除根。倘日久，医治不愈者，皆因⑦误服方书上引经药，连翘、夏枯草、海藻、昆布等

---

① 因　原无，据文义补。
② 面　原作"小"，据文义改。
③ 取　原作"煎"，据文义改。
④ 一　原脱，据文义及前文"一日一换"文例补。
⑤ 洗　原脱，据文义及前文"用葱汤洗"文例补。
⑥ 插　原作"打"，据文义改。
⑦ 因　原无，据文义补。

味。此万不可服者，如服多，必变成怯症，起管成漏，不救者多矣。如已起管成漏，溃烂不堪，将成怯症者，速服八珍汤，或益气养荣汤、香贝养荣汤数十剂。诸方内，皆要加生黄芪二钱，白芷一钱，陈酒冲服以救之。速买《外科全生集》，照方医治，十中可救其八九也。西黄丸，孕妇忌服。

蹲鸥丸 治男女大小、颈项颏下、耳之前后结核瘰块，连环疬串，不疼不痛，或硬微疼，皮赤溃烂，久之不收口。年近者，一料收功，年远者，服二料，无不全①愈。

真香梗芋苏十斤，去皮，慎勿烘炒，切片，晒极燥②

上磨为末，以开水泛丸。早晚每服三钱，甜酒送下。如不吃酒者，米饮汤③送下，或吃燥片，酒过亦可。

治疬串方

玄参　川贝去心　牡蛎醋煅。各八两

上共研细末，炼白蜜为丸。每服三钱，槐米汤送下。

又方

金毛狗脊二斤　贯众两个

上二味，瓦上煅存性，每日清晨酒服三钱，或米饮汤送下。如久患者，服至数斤，方始全愈，勿求速效为嘱。愈后，永戒食鸡，犯者复发无治。

瘰疬灸法方三

初起未破者，将面捏成薄条，照疬子大小，略离患处作圈围之，留疬子在内，再取槐树根在土内掘出者白皮数条，放面圈内皮上，用小艾丸于疬子中心灸之。肉上略觉痛，即拂去艾丸，更换白皮，灸三次，面圈不动。照法连灸三日，即消。

取嫩苎根④，捣如泥，照疮大小作薄饼，每疮贴一个，再

---

① 全　通"痊"。后同。

② 燥　此上若补"干"字，义更明。

③ 饮汤　二字义重，疑衍一字。或饮为"饭"字之误。

④ 苎根　即苎麻根，后同。

用艾，加入乳香末，丸如黄豆大，灸苎根饼上，每日灸三五壮，一月全愈。

不问已成未成，已溃未溃，取肩尖肘尖①骨缝交接处各一穴，即肩髃②、曲池二穴也。艾丸各灸七壮。如止病，在左灸左，在右灸右。内服益气养荣汤数剂，再无不效。即四君子、四物汤加黄芪、川贝母、香附、陈皮、柴胡、桔梗、甘草，水煎服。

万应膏　治疬子、筋风、痰核证。

新③鲜大蓟二十斤，略捣，用豆腐泔水浓煎成膏，以油纸摊膏，贴患处，即愈。

治疬膏方

雄猪胆，约百个，去皮取汁，入夏枯草三两，锅内同熬，去渣，收至滴水成珠，加入沉香末三钱，砒霜三分，和匀，收入瓷罐内，摊贴患处。如已破者，涂四周，中留头。以好为度。屡效。

瘰疬肿痛久不瘥方[*]

狸头、蹄骨，并涂酥，炙黄为散，每日空心，米饮下一钱。外以狸头烧灰，频敷之。已破者，更效。

珠珀膏　专治颈项瘰疬及腋下初结小核，渐如连珠，不消不溃，或溃而经久不愈，或成漏证、寒痰冷证，俱属相宜。

真西珀研，一两　上桂心五钱，或加用八钱，研　辰砂水飞净，五钱　香白芷一两，生研　防风生，晒脆，研，取净末一两　当归生晒脆，研，取④净末一两　广木香生晒，五钱　丁香⑤二味同研，丁香之油渗入木香，则易研易细，俱生用　木通一两，生，晒脆，研，取⑥净末。此物质最坚，

---

① 肘尖　原作"肋尖"，据此后二穴位之文改。

② 髃　原作"膊"，据此穴名称、位置正之。

③ 新　原作"鲜"，与下文"鲜"字重，据文义改。

④ 取　原脱，据前文"取净末"文例补。

⑤ 丁香　其后脱分量及炮制法。

⑥ 取　原脱，据前文"取净末"文例补。

须加重分量，研细，筛取极细者，如数用。防风也如此。上九味，各为极细末，调和一处，贮瓶听用　木鳖子一两，去毛，切厚片，熬黑，去渣，用油　嫩松香清水煮四五次，晾干、筛细，五钱　纬丹水飞四五次，晒干或焙干用，十一两，如至冬令，只可用十两，多则太老

上用芝麻油三十二斤，入铜锅内，用炭火熬[①]。先下木鳖子一味，熬黑，用绵滤渣净尽，再熬，不必过老。俟其滴水将欲成珠之际，即下松香、纬丹两味，徐徐撒下，随下随搅，不得停手，下完后略熬片刻，即离火。待锅内火气少杀，将前九味细末，一人徐徐而下，一人随下随搅，必须搅和，旁用扇搧。看其膏将凝厚之象，即倾入冷水内，捞起，捏成饼子用。其冷水须贮瓦器内[②]，勿用木器。摊膏，用小瓦钵一个，以药饼入内，隔水炖烊，切切不可经火，纸用油泾县桑皮纸，对糊摊贴。

朱砂膏　治痰串、疮毒等症。

乳香去油，研，一两　松香水煮，研，四两　火[③]麻仁捣烂，去[④]油用，一两　没药去油，研，一[⑤]两　樟脑一两，研　朱砂水飞，漂净，八钱　麝香三钱，研　冰片三钱，研

上药研极细末，贮瓷器内，隔水炖化，搅匀成膏，用时摊贴。

项内三年疬痰方方二

淘净纬丹五钱　煅石膏五钱

上二味，研极细末，加麻油涂上，即能半月收功。

南方皂荚子，轻者半碗，重者一饭碗，炙炭存性，研细，

---

① 熬　原脱，据文义补。
② 内　原脱，据文义补。
③ 火　原作"草"，据此药名称正之。
④ 去　原作"取"，据前文"乳香去油"、后文"没药去油"文例改。
⑤ 一　原脱，据前后文例补。

加入黄糖，捣合为丸，每日开水送服一次，四五十丸服完即愈。

内消瘰疬痰核①方　未穿破者为痰核，已穿破者为瘰疬，三五个连者为痰串②，用羊角数对，以威灵仙四两，共入瓦罐内，加清水，煮数沸，候角软，取出，切薄片，用新瓦，烧红，将角铺上，焙炒过，研细，每炭一两，加广木香一钱，白芥子三钱，共为末，炼蜜为丸，用槟榔煎汤下。或夏枯草汤下亦可。服至七日后，大便下如黑羊屎，小便出黑水，自消。妇人如烂开两胁，服之亦效。忌生冷、煎炒、房事。

内消瘰疬应验方

土贝母　白芷各五钱

共为末，糖霜调陈酒下三钱。重者三服愈。

治痰核方

半夏末　川贝末各一分

用鸡蛋大头穿一孔，不破内膜，入药在壳内膜外虚空处。如虚人，再加人参末三分，合入，以纸封固，竖饭锅内，蒸熟吃之，每日一个，久之自愈。

又方

每鸡蛋一个，入川贝母末三分，照上法蒸熟，夏枯草汤下，或银花汤下。

取瘰核法　名提疬丹

水银　硼砂　火硝　白矾　皂矾　食盐各一两　朱砂二钱

用粗瓦盆放前药，上合粗碗一只，盐泥封固，炭火炼三炷香，先文后武，冷定，取出。升在粗碗上药，白米饭捣丸，绿豆大，朱砂为衣。每用一丸，放疮上，绵纸封二三层，一日夜急揭起，则核随纸带出。丸可再用。

---

①　核　原作"毒"，据后文"未穿破者为痰核"改。
②　痰串　原作"串痰"，据此症名称乙转。

治瘰疬方

将胡桃一枚，劈作两半，将一半挖去肉，以蝉蜕塞实，对合，用山泥封好，煅存性，研细，陈酒下，每日一枚，一月愈。

治瘰疬痰结核方*

九真藤即何首乌藤。洗净，日日生嚼，并取叶，捣涂之。

蝙蝠散 治瘰疬多年不瘥。

蝙蝠一个　猫头鹰①一个

上同烧炭，撒上黑豆，煅其炭骨，打②碎，为细末，湿即干搽，干则油调敷，内服五香连翘汤，效。

治痰核瘰疬方

用鼠粪，拣两头尖者为雄，两头圆者为雌，拣开，各晒干，研末。男用雌，女用雄。将鸡蛋一个，顶上打一小洞，倾去白，但存黄，入鼠粪在内，以满为度，搅匀，用皮纸封固小洞，饭上蒸熟，去壳。临睡时搓碎，好酒送下，隔一日再服。虽远年破烂者，不过三四枚而愈，未破者即消。

燕鼠膏 治瘰疬痰核，痈疽发背，肿毒。

全蝎热水浸透, 洗三次, 晒干, 净, 二两　白芷　黄连　黄柏黄芩　当归　穿山甲各一两　生地　赤芍药各五钱　官桂二两海藻二两五钱, 洗三次, 晒干　番木鳖五钱, 切碎

用麻油一斤四两，浸药五日，熬焦黑色，去渣，将净油称准，每油二两，用飞净黄丹一两收，滴水不散，先入白蜡一钱五分，黄蜡三钱，即下黄丹，再下杭粉一两，用桑枝不住手搅，成膏，俟冷，入水浸三四日，再用文火熔化，再入没药三钱（去油），阿魏三钱，麝香一钱，血竭二钱，朝南燕窝泥五

---

① 鹰　原脱，据文义及此药功能补。
② 打　原作"化"，据文义改。

钱，雄黄一钱，朱砂一钱，两头尖七钱，白升丹①四钱，以上各药，为极细末，入膏内，搅极匀。用时隔汤熔化，摊贴，勿见火。白升药方，水银、皂矾、火硝、白矾、炒熟盐，共研极细，照升三白头法升之。

治瘰疬敷药方　疮已破，脓正多，疮正肿，用此敷之，呼脓退肿。

蚯蚓韭菜地上者佳　细牙茶炒炭存性　肥皂角②核独核者，煅存性蜣螂虫用泥包，煅存性　壁虎瓦上焙干　猫头鹰③骨炙　雄鼠粪焙

上各等分，共为细末，和生麻油调敷，每日清晨用药汤洗净敷之，一日洗五六次，敷五六次，待脓干，即用膏药贴之。

敷痰核瘰疬方

生天南星　生半夏各三钱　海藻　昆布各二钱　麝香　冰片各二分　红花　牡蛎各二钱　青盐六分

上俱生研极细末，另将白及两许，切片，煎膏，和前④药，做成挺子，晒干，用时磨敷。

又方

生南星　生半夏　生大黄各一两　浙贝母　昆布　海藻海浮石　铜绿　白矾各五钱

上，用商陆根汁、葱汁、姜汁、蜜四味调敷。

又方

用铅三两，铁器中熬，久当有脚如黑灰，取此灰，和脂涂疬上，或用醋调涂，以旧帛贴之。数换旧帛，拭去恶汁，又贴，如此半月许，不痛不破，不作疮，内消为水而愈。

大红膏　治痰核瘰疬，不分新久，未穿破者。

天南星二两　银珠　血竭　硝石　潮脑各三钱　轻粉　乳

---

① 白升丹　即指后文"白升药"，实即"白降丹"。
② 角　原脱，据此药名称补。
③ 鹰　原脱，据此药功能补。
④ 前　原作"煎"，据文义改。

香各二钱　猫头鹰①骨一具，煅　石灰一两　大黄五钱，切片，同石灰炒红色，去大黄不用

上共为细末，陈醋熬稠，调药敷核，三日一换，敷后绉皮。核不消者，另换紫霞膏贴之，其核自消。

痰核瘰疬膏　治未穿破者，贴之即消。

猫头鹰②骨牙爪一副，火煅存性　蜣螂虫炙　磁石醋煅。各五钱乳香　没药各一钱，去油　生白矾五钱，入雄猪脚爪壳内，煅存性　海藻一两　浙贝母一两　蓖麻子肉五钱

用麻油四两，同上海、贝、麻三味，熬至滴水不散，滤去渣，入乳、没，再熬，将稠，离火，乘滚入猫头鹰③、蜣螂、磁石、白④矾，搅匀，投冷水中出火气，乘软取起、打条，临用摊贴。凡去渣后，入细药时，仍用青州丹，少加松香、黄蜡，看老嫩得宜，方入猫头鹰⑤等末，始易成膏。如已穿破，再取客厕梁上尘加入。

瘰疬收口药方

龟板煅过，埋地中四十九日，如要紧，埋七日亦可　青果阴干，煅

上同研细末，收口神效。

---

① 鹰　原脱，据此药名称、功能补。
② 鹰　原脱，据此药功能，后文"骨、牙、爪"文补。
③ 鹰　原脱，据补同上注。
④ 白　原作"飞"，据方中"生白矾"药改。
⑤ 鹰　原脱，据上文"猫头骨、牙、爪"文补。

疟

治三日大疟神妙方

用活大乌龟一个，连壳，左右肩上各钻①一孔，近尾处亦钻②一孔，以明雄黄九钱，研细，每孔糁入三钱，外以雌③黄泥封固，勿令泄气，炭火煅存性，研细，每服准一钱，空心陈酒送下，二三服即止。

又方

用陈香橼一个，去顶皮，大者每只加透明雄黄三钱，中者二钱，小者一钱，雄黄研细，糁入香橼内，炭火中煅存性，再研极细，每服七分，用软豆腐衣分作六七包，干咽下，此日不可吃汤，任其呕去顽痰即愈。

截疟丹

斑蝥　巴豆肉　朱砂各一钱　麝香二分　雄黄钱半　蟾酥五分

上用黑枣三四个，捣丸，如绿豆大，贴眉心穴，一周时揭下，投长流水中。

又方

常山　草果　川乌　草乌　陈皮　甘草各一钱

上用绢袋盛贮，闻于鼻间，即止。只闻香气，不必煎食，亦可愈疟④。

贴脐截疟丸

胡椒　雄精

---

① 钻　原作"攒"，据文义改。
② 钻　原作"攒"，据文义改。
③ 雌　原作"磁"，据此药名称正之。
④ 只闻……愈疟　原在"又方"下，据其文义移。

上二味，等分，研末，将饭研烂为丸，如桐子大，外以朱砂为衣，将一丸放在脐中，外以膏药贴上，疟即止。亲验。

治诸疟代参丸

白术一斤，生，蒸　生姜一斤，捣出汁，拌白术，渣晒干

上为末，将黑枣一斤煮烂，去皮核，为丸①。

治疟方　虚寒疟更妙。孕妇忌贴。

桂心一分　麝香三厘　川椒七粒　雄黄七厘

共研极细末，纳脐中，外以膏药贴。

治不论单双疟方

用大荸荠，以好烧酒自春浸至秋间，如疟至，不食饮食，食则胀满不下者，每日服荸荠两个，三日即愈。

治疟神效膏药

常山四两　独活　甘草各八钱　羌活　秦艽　中生地　天麻防风　白芷　川乌　川芎各一两六钱

药共十一味，用大麻油五斤浸三昼夜，与油同煎，去渣，另用掏净纬丹二斤，搅匀，收至滴水成珠为度，贮瓦钵内②，冷水隔器养之。用时开水炖化，以蓝布摊作膏药，约一寸五分见方，于疟发四五次后，先一时贴天庭穴，当日即止。听其自落，勿揭。

双单日疟疾方

番木鳖一两，炒至黑色，无壳者为真　雄黄　朱砂　甘草各一钱

上药共为细末，每服四分，用酒、开水各半调服，须要预先饮食吃饱，临发早一时服，盖被而卧。

三阴疟疾方＊名拔山顶方

制白砒一两　雄黄三两　干面七两

---

① 为丸　其下脱形状、用量。

② 内　原无，据文义补。

上研细末，同炒黄色①，白水为丸，须均匀作三百三十三粒。每服一粒，开水送下，小儿减半。服后忌酒、肉三日。

制砒法：用白泥罐一个，将砒装入罐内，用盐泥糊口，再用针针破一眼，再将炭火围烧罐外，看针眼内黑烟尽为度，取出，研细。制砒时，人立上②风处，避其烟毒。

截疟方

用绿矾少许，糁棉花上，扎紧。男左女右，塞鼻内，即愈。

白雪丹　专治疟疾。

真川贝母六两，去心，研　生半夏四两，研

五月五日午时和合，在铜锅内，微火炒嫩黄色，冷后入瓷器收贮，勿泄气。每服一分五厘，生姜汁二三匙调药，隔水炖热。未来时先服，一服即愈。重者，再服。一服愈后，忌食南瓜、鸡蛋、芋艿及蟹、螯蜞。

斩鬼丹　治疟神效。

朱砂四钱，水飞　真绿豆粉四钱　雄精一钱，水飞　人言一钱，即制白砒

共为细末，端阳午时合粽尖为丸，小绿豆大。每服三丸，小儿一丸，临发时井花水送下。

---

① 同炒黄色　原在"三十三粒"下，据文义移。

② 上　原作"下"，据后文"避其烟毒"改。

泄　泻

治老幼脾泻久不愈神方

饭锅粑四两，净，末　莲子肉四两，去心，净，末　白糖四两

上共和匀，每服三五匙，一日三次，食远服。

止久泻丸　治一切久泻，诸药无效，服此一服自愈。

黄丹飞过　枯矾　黄蜡各一两　石榴皮八钱

将蜡熔化小铜勺内，再以丹、矾二味细末投入，乘热为丸，如豆大。空心服五丸，红痢清茶下，白痢姜汤下。[1]

治脾泻方

陈火腿骨煅存性，研末　红面　松花

上三味，各等分，砂糖调，陈酒送下。

---

① 红痢……姜汤下　痢、利，古时通用，痢在此作"利"解。其上脱石榴皮服法。

痢

治痢初起法

不问男、妇、室女、妊娠、小儿，皆能治之，无有不效。

白萝①卜二三斤，洗净，连皮放石臼内捣碎，绞取浓汁。如十岁以内小儿，每日吃一饭碗，大人每日吃二三饭碗。俱要冷吃，不必见火。忌荤腥杂味。并治疫痢，如神！

又方

水晶糖四两，如赤痢，用浓苦茶一杯，白痢用姜汁半杯，赤白痢用浓茶、姜汁各半杯，将水晶糖入内，炖烊服，见粪即愈。吃至二服，无不见效，亲验。

治噤口痢方　　此系元气虚极者。

人参三钱　石莲子肉炒，二钱　黄连一钱　鲜荷叶一片　老黄米一撮

水二盅，煎至②六分，入木香末三分，分匀服。积未净者，加山楂二钱，槟榔、枳壳各七分。

又方

米粒不下，用五谷虫，焙干为末。每服二三钱，米汤下。

又方

不能饮食者，用乌梅肉和蜒蚰，捣烂为丸，含口内，片时即能饮食。乌梅渣不宜咽下。

又方

苍术　甘草　陈皮　厚朴

---

① 萝　原作"芦"，形近之误，据文义改。
② 至　原脱，据文义补。

上各等分，为粗末，用布包之，放在肚上，将熨斗盛水，熨布上，逼药气入腹，病者觉腹中爽快，即将药放枕头下，以受药气，一日连熨三四五次，痛痢渐止，口中即饮食矣。

治赤白痢并水泻方[*]

车前子_炒　红面_炒　赤石脂　滑石

上各等分，为末，砂糖调，每服二钱，滚汤送下，一二服即愈。

治白痢不止神效方

干饭锅巴_{二两}　槐花_{二两，炒}　腊肉骨头_{五钱，烘脆}

共为末，砂糖调，不拘时服，即止。

治赤白痢方[*]　不论初起久痢，俱可用。

柿饼一个，开一口，入白蜡三分在内，用纸包好，扎住，以水湿透纸，放在炭火中煨熟食之。大人两个，小人一个，即愈。

治赤痢方[*]

木耳灰　槐米灰　红面灰

砂糖调，空心服。

治赤痢久不愈者　初起者，宜先服通利、清湿热之药几剂，然后用此方。

用鲜红菱角①，连壳捣烂，绞自然汁一饭碗，露一宿，加白糖霜少许，隔汤炖略温，清晨空心服。每日一服，两三服必愈。加糖者，恐其味涩也，如不畏涩，即可不②加。

香参丸　治痢极效，百发百中之药也。

木香_{四两}　苦参_{酒炒，六两}

上为末，将甘草一斤熬膏，丸桐子大，每服三钱。白痢，姜汤下；红痢，甘草汤下；噤口痢，砂仁、莲子肉汤下；水

---

① 角　原脱，据此物名称补。

② 可不　原作"不可"，据文义乙转。

泻，猪苓、泽泻汤下。

治久痢如神方[*]

用刀豆，饭上蒸熟，洋糖蘸食，一二日即愈。

又方

陈火腿骨煅存性，四钱　黄连姜、汁、炒，一钱　砂糖炒干，四钱
乌梅肉五分

上共为末，将乌梅煮烂，捣丸①。每服三四十丸，空心黄米汤下。

治久痢虚滑不禁方[*]　可以实肠。里急后重，腹痛者，不可服。

用臭椿树根皮②，切碎，酒拌炒，为细末，用真阿胶，水化开，合③为丸，如桐子大。每服三五十丸，空心米汤下。

治久痢方[*]　初起者，不可服。

松花三钱　地榆二钱　干荷叶二钱　臭椿树根皮一两，取向东南者，去外粗皮

上为细末，白痢红糖调，红痢蜜调，红白相兼，蜜与糖调，加温水少许，每服二钱。忌面食、荤腥、油腻等物。

又方

乌梅四两，煅略存性　白滑石淘净，二钱　臭椿树根皮二两，取在上者，剥净外粗④皮，晒干，为末

上，用陈米饭捣为丸⑤，每服四五十丸，空心米汤下。

---

①　捣丸　其后脱形状、大小。

②　根皮　原作"皮根"，据此药名称、后文"臭椿树根皮"文例乙转。

③　合　原作"和"，据文义改。

④　外粗　原脱，据前文"臭椿树根皮……去外粗皮"文例补。

⑤　为丸　其后脱形状、大小。

治痢方　不拘赤白痢①、泄泻，至八九年者，三四服即愈。

香薷二十两　藿香十两　苏叶七两半　木瓜五两　檀香二两半　木香二两　赤茯苓五两　甘草两半　厚朴五两　枳壳五两

上为末，蜜丸，弹子大，约重二钱。每服一丸，白痢淡姜汤下，红痢木香汤下，其余开水下。

治久泻久痢方

陈石榴皮（酸者），焙干，研细末。每服三钱，米饮汤下。患二三年或二三日，百方不效者，服之即止，不可轻忽。

治休息久痢，但痢而无后②重者，用壮大猪小肠一条，不落水，将箸顶翻，转出肠中油腻秽浊，刮下，但将刮下之物，在瓦上炙焦干存性，研末，用砂糖少许，空心调服。一条肠垢，大者分作二服，小者只作一服。若翻转，肠内有粪，先去其粪，但刮其近肠之血腻油垢，炙用。重者吃两三条肠垢，必愈。

治赤白久痢方*　腹中不痛者。

桂圆七个　罂粟壳七个　荔枝七个　建莲七粒，去心

水二碗，煎至③八分，空心服。朝服可以一日、晚服可以一夜不痢。亲验良方。

治毒痢方　下脓血者是。

金银花一两

煎汤，送香连丸三钱。

痢疾方

苍术三两，米泔水浸，陈土炒焦　杏仁二两，去皮、尖、油　川乌头一两五钱，去皮，面包，煨透　羌活二两，炒　生大黄一两，炒　制大黄

---

① 痢　原在"泄泻"下，据前后文义移。
② 无后　原作"后无"，据文义乙转。
③ 至　原脱，据文义补。

一两，炒　生甘草一两五钱，炒

　　共为细末，每服四分。小儿减半，孕妇忌服。赤痢，用灯草三十寸煎汤调服；白痢，生姜三片煎汤调服；赤白痢，灯草、姜各半，煎服。

红白痢方

　　苦参六两　木香四钱　甘草五钱

　　上为末，饭捣为丸，每服一钱。红者，甘草汤下；红白兼者，米饮汤下；禁口者，砂仁、莲子①肉汤下；白者②，姜汤下。如水泻，猪苓、泽泻煎汤下。

白痢方

　　橘饼一个，切碎　白糖三钱　生姜五钱　普洱茶一两

　　煎汤代茶，徐服。

久痢经验良方

　　用臭椿树在土内之东南③向阳根，刮去粗皮，取白皮四两炒，研细末，用糯米一升炒，磨细粉，加红糖调服，甚效。

---

　　①　子　原脱，据此药名称补。
　　②　者　原作"痢"，据上文"红者"、"红白相兼者"、"禁口者"文例改。
　　③　南　原作"引"，据前文"臭椿根皮……取向东南者"文例改。

脱 肛

熊胆散 治脱肛气热者，神效。痔疮同法。

熊胆五分　儿茶二分　冰片一分

上为末，用人乳调，点患处，热汁自下，而肛收矣。

双补汤 主治气虚脱肛。

人参八分　黄芪八分　当归八分　川芎八分　升麻五分

上切，一剂，煎服。**血虚**，加白芍、熟地；血热，加黄柏；虚寒者，加炮干姜。外用五倍子末，托而上之。

二灵散 治久利，肠胃俱虚，肛门自下。

龙骨煅，五钱　木贼烧存性，二钱五分

上为末，搽①肛，自敛。

润肠散 治利后脱肛。

鳖头灰　五倍子　伏龙肝　生矾末　赤石脂　诃子肉各五钱，俱晒干

上为极细末，葱汤洗净，搽于肠头上，频频换之，以愈为度。

治脱肛方　名枯矾煎

五倍子三钱　白矾少许，煅枯②

上为末，水一碗，煎汤洗之，立效。

若妇人产后脱肛，五倍子末搽之。

缩肛散

鳖头一个，煅　枯矾三分　五倍子煅，三分

---

① 搽　原作"糁"，形近之误，据文义改。

② 煅枯　原不载，据上文"名枯矾煎"补。

共研极细末搽之。

又方

用爬墙草，煎汤温洗浸肛，随浸随缩上。

此草上生根，一路沿墙而上者。但有二种，一种叶大，似丝瓜叶者，不可用；须叶小，如茶匙样，光亮者。

痔　漏

缩痔秘方　内痔落下。

用大团鱼一个，火煅，为末，搽痔上，即刻收进。亲验。

治外痔疼痛，坐卧不得者，大田螺八九个，将针挑开厴盖，入冰片、白矾末少许在内，以螺尖埋土中，令其盖仰上，经一宿，用螺水，以鸡毛搽痔上，六七次即消，愈。

熏洗痔方

五倍子三四个　皮硝一撮

水二碗，煎浓，先熏后①洗，一二次即愈。绝妙！

治痔漏丹方　名长明酒

用积年旧琉璃灯，洗净油腻，火煅，研细，以红酒服四钱，不过七日，其管自去。

点痔方

银珠三钱　大雄黑背蜒蚰②三条

共捣烂作团③，用盐泥封固，要留一孔，火升烟尽为度，取出，用田螺水调搽，即缩上。不用银珠，将上好黄凡拌之，亦效。

又方

蜒蚰一条　冰片五厘　胆矾二厘

和，化蜒蚰水点之。

治痔下血方

蜒蚰一条，用盐泥裹，煅通红，去泥用　硼砂　朱砂　雄

---

① 后　其前原衍"先"字，据文义删。

② 蚰　原作"蝣"，据此物名称正之，后同。

③ 作团　原在"用盐泥封固"之后，据前后文义移此。

黄　冰片①

共为极细末，入龙骨少许更妙，大便时乘其脱出，以细草纸盛药少许，托之使入，大效。

痔痛方　辛苦劳碌之人，或嗜酒多欲，忽生外痔，发则疼痛，步履难移，服此；或大便泄一次或不泄，亦即止痛，可以行走。再用搽洗等药，自能断根。

麒麟菜一两，洗去灰

用天泉水煮烊，加白糖五钱食之。

又方

每日吃生荸荠三两，同原豆腐浆过下。

又敷方

老丝瓜一个，在瓦上炙炭存性，加冰片少许，少加麻油，调敷痔上，即愈。

又洗方

槲皮四两，用水煎滚，乘热洗之，即愈。

痔漏去管生肌方

夏枯草八两　甘草节四两　连翘四两，去子

上共为末，用金银花一斤，煎浓汤泛丸，如桂圆核大，每晨盐汤送下三丸。初起者半料全愈，久病者一料②除根。

治痔漏方

新象牙屑二斤，为末，每晨用熟鸡蛋三个，与象③牙末合④吃，或入稀粥内吃亦可，服尽一料自愈。

又方

露蜂房一大个，每孔内入盐，填满，煅存性　僵蚕二钱　蝉蜕　木香各三钱　象牙末　猪胰油打烂　猪悬蹄蜜炙。各五钱　白颈蚯蚓

---

①　硼砂……冰片　均脱分量。

②　料　原作"服"，据前文"半料"文例改。

③　象　原脱，据前后文义补。

④　合　原作"和"，据文义改。

用石压去血，阴阳瓦焙干，净末一钱

上共为细末，用黄蜡半斤，熔化，将药末①渐入，捣匀，为丸，如枣核大，每服一丸，空心好酒送下，连服三丸，疮口自消。隔一日（第五日）再服一丸，第七日再服一丸，痔管自退出矣。将玉簪花根三段，捣烂②，搽上自愈。

又方　名蛭蟾丸

水蛭十数条，用黄泥做成小管，如笔管大，入水蛭在内，上以雌③黄泥护之，以铁丝捆紧，外再以盐泥封固，炭火煅，以烟尽为度，取出，去火毒，为末，二钱　蟾酥一钱　熊胆八分　麝香五分　冰片三分

看漏浅深，用饭粒为条，插入尽头。久者五六条，近者二三条，其管化④为浓水，用洗药。

洗方

乌桕树根皮　枸杞根皮　槐花　五味子　水杨树杆须　瓦花　黄柏　荔枝草

上，煎汤一大碗，先熏后洗，再以十宝丹收口。

十宝丹方

龙骨八分　象皮七分　琥珀六分　血竭五分　黄丹五分　冰片四分　珍珠二分，豆⑤腐煮　牛黄二分　乳香　没药各一⑥钱三分

共为细末，收贮听用。

痔漏退管方

象牙末二两　人脚指甲炙，五钱　牛腮骨⑦炙，一两　猪脚格炙，一两　刺猬皮锅内蜜滚，炙干

---

① 末　原作“酒”，据前文“共为细末”及文义改。
② 捣烂　其上原衍“三日”二字，据文义删。
③ 雌　原作“磁”，据文义及此药名称改。
④ 化　原脱，据文义补。
⑤ 豆　原脱，据文义补。
⑥ 一　原脱，据前后文例补。
⑦ 腮骨　原作“骨腮”，据此骨名称乙转。

上为末，再将地榆、槐荚二味，入猪脏①内，煮熟，捣烂，共捣，蜜丸，每服三钱，空心滚汤送下，其管自出，半月即愈。

又方

白鸽粪一升，放罐内，以滚水冲入罐中。乘热，病人坐于罐口上熏之，其管自落，数日即收口，要坐久忍痛。

又方

用猪脏头，水煮烂，或盐或酱油蘸吃，每日吃一个，吃至一二百个必愈。若脾胃畏油腻者，只吃近肛门管处一段亦可。再每日吃②切荸荠蒂一片，吃数片。二物常兼吃更妙。

又方＊

金余即人手指甲　　银余即人脚指甲。二味不拘③分量，均在黄沙内炒脆　真血余二两　　血琥珀五钱　　黄牛角腮火煅，四两　　羊角腮火煅，四两　　新象牙屑烘，三两　　猪悬蹄壳火煅，四两　　蟹爪尖炒，一两　　蜣螂虫瓦上煅，四十九个　　刺猬皮两张，刮去毛，黄沙内炒　　陈松萝茶叶烘，三两　　穿山甲先用醋炒，再用酒炒，四两　　槐角子炒，四两　　青黛用水淘净，五钱　　地榆炒，一两

以上十六味，如法煅，以为细末，用黄犬大肠煮烂，加炼老白蜜为丸。如无犬肠，以猪脏代之亦可。空心淡盐汤送下三钱；壮盛，去风湿，至五钱。虚人桂圆汤下。

痔漏插药方

百草霜　黄连各二钱半　冰片五分　麝香二分　蜣螂虫④　旱莲草头五钱，炒　水蛭十五条，瓦上焙焦

共为细末，丸如粟米大，入管口，自进药，三日后，待管自化出，用长肉收功末药。

---

① 脏　指大肠。大肠为腑，腑也称脏，见《内经》。后"猪脏"同。
② 吃　原脱，据文义补。
③ 拘　原脱，据文义补。
④ 蜣螂虫　其后脱分量。

收功末药方

轻粉　乳香　麝香二分　韶粉　铅丹　血竭①

共为末，搽之。

又方

雄大蜣螂，不拘多少，阴干，生研，加冰片少许，将绵纸
捻作条，用白及水蘸湿，晒干，待硬，再蘸湿，染药末于纸条
上，量漏孔深浅插入，渐渐生肉，其条自然退出，用剪刀剪去
外面②一段，即满靥矣。

治痔漏丸方

刺猬皮大者一张，小者二张，新瓦上炙脆，为末　　象牙屑一两　绿
豆粉一两　青黛三钱　槐花末两五钱③　陈细茶五钱

上共为末，用陈糙米煮烂饭，和药，打为丸，每服三钱，
金银花汤送下。一料不效，二料永不再发。

治多年顽漏神验方

用大脚鱼一个，再取上好冰片三钱，钟乳石五钱，俱研极
细末，放入脚鱼口内。放完，将脚鱼扣住脚，倒挂三四日，待
脚鱼头肿大，取快刀杀下头来，用阴阳瓦两块对合，将鱼头装
入瓦内，两头用盐泥封固，瓦上留一小孔出烟，放炭火上
焙④，待烟消尽存性，将小孔封固，拿至地上，俟冷打开，研
细，用四五分，好酒送下。病重者两三服，其管自出，再用长
肉药收效。

治漏疾秘方

香菜油一斤，用三十岁妇人血余二两，入油内熬煎，去
渣，每日用油一盏，煎鸡子三枚，将象牙细末三钱掺在内，淡

---

① 轻粉、乳香、韶粉、铅舟、血竭　四药其后均脱分量。

② 面　原脱，据文义补。

③ 两五钱　即一两五钱。

④ 放炭火上焙　原在"装入瓦内"后，据文义移。

吃，连吃三五日。或将玄①米粉掺象牙屑，摊饼吃，亦可。象
牙末吃至二斤，再无不效。此法不用刀针挂线，有管自然退出，
屡试屡验。象牙要真，更要新而雪白者，镑碎，再用乳钵细研。

滋水淋漓洗痔方

胖大海五只　皮硝一两　五倍子三钱　鱼腥草三钱　生甘草三
钱　当归三钱　江枳壳二钱　红花三钱　威灵仙五钱

上药煎浓，洗净。

痔痛方方三

脚鱼头，炙炭，加入冰片少许，麻油调敷，肛即收。

青蒿、川椒、蕲艾、胆矾、嫩槐树条，煎汤熏洗。有管亦
可治。

烂石榴三只，连皮带子　五倍子五钱　乌梅七个　槐米五钱　地
骨皮五钱

煎汤，天天温洗，勿间断，大能化小，小必除根。

脱肛及痔漏方

大松树皮，愈老愈佳，半斤，浓煎一大碗，收至一小碗，
乘热服，两碗即愈。

痔漏化管方

田鸡皮炙炭　血余煅炭　黄明广胶牡蛎拌炒。各等分

上为末，每朝服三钱，管自消化而愈。

洗痔极效方

威灵仙　槐米　防风各一两　五倍子五钱　瓦松　柳须即杨
柳小红根。各二两

各锉碎，水煎浓，熏洗，极效。

敷痔方方二

木鳖子，去壳，为末，唾调，贴痔痛，七日即消。一切痈

---

① 玄　原作"元"，避清圣祖玄烨讳，今改正。

疽肿痛，醋调①涂之，皆效。

腊月取羊胆一个，入冰片少许，置风处挂干，用时凉水化开，频敷患处，极效。

洗痔漏方_{方二}

地骨皮_{八两，取新鲜者更佳}　槐角_{八两}

共煎汤，乘滚热置小浴桶中，坐熏片时，即以汤淋洗痔疮，一日熏洗三次为妙。或用甘露根煎洗三四次，亦效。

用枳壳三两，癞蛤蟆草三两（一名荔枝草，四季常有，面青背②白，麻纹累累者是也），二味煎汤熏洗，后搽药，自然消去。即以大田螺一个，以刀挑开靥，用冰片五厘③，入冰片，平放片时，用鸡毛蘸田螺水涂患上，其肿痛自消。

---

① 调　原作"磨"，据文义改。
② 背　原作"皆"，据文义改。
③ 用冰片五厘　原在"田螺一个"下，据文义移。

肠　风

治肠风下血丸方

槐花二两，一半炒，一半晒，为末　　柿饼七个，去蒂　　乌梅十四个

共打为丸，桐子大，每日空心滚汤送下①，即愈。

又末药方

卷②柏叶一斤，蜜浸一宿，晒干，为末　　青州柿饼一斤，炭火煅过，为末

上二味，拌匀，每服五钱，空心陈酒送下。极重者，五六服可除根。

治血痔肠风方

将龟肉煮烂，吃一碗，血即止，其效如神！

治肠风并痔漏方*

木耳一斤，煮成膏，再入猪肉三斤，煮熟，食尽即愈，漏管自出。

治痔疮下血方

棉子仁四两，晒干，去油，生，研　　青州柿饼二十两，捣烂，蒸

百草霜四两　　乌梅肉四两，蒸烂

共捣为丸，每服三钱，白滚汤下，或豆腐浆加青黛少许下更妙。

治肠风下血方

青州柿饼三个，火煅　　地榆　　槐米各五钱，炒

共研末，分七服，空心开水调服。忌烧酒、椒、蒜、芥。

---

① 送下　其下脱分量。

② 卷　原作"扁"，据此药名称正之。

又方

当归一两　怀生地一两，竹刀切片，烘，泡　山萸肉一两　真阿胶一两，将石膏二两，研碎，和炒成珠，去石膏不用，候冷，研为细末　棉子仁一斤，燎去外面花衣，然后入锅内，炒至逐粒爆开至焦黑色存性　真柿霜即柿饼上白霜，但假者甚多，入口甘而凉者为真，不可经火，俟诸药研末后方和入

上，逐味炒焦，要如墨色，又各要存性，共研为细末，和入柿霜，拌匀，每日空心服药末四钱，白滚汤一饭碗冲和，以箸调末，即半浮半沉，连汤饮下。若下血太甚，临晚再服三钱，俟粪色变黑，血渐止矣。忌食胡椒、烧酒、辛热之物，有此病者，终身宜戒。此方修合之法，不过极细黑四字，则药末不浃洽①于脏腑。所以要黑者，血遇黑而止，以水克火，五行之理也。

海上方　治肠风下血，痔漏，脱肛。

丝瓜根已经霜一二次，收之，洗净，置露中十宿，悬风处阴干，待用

上切，每用五钱，煎，临热加入香油少许，空心温服，一日一服，神效！忌食鸡、烧酒。

槐黄丸　治肠风脏毒便血，痔漏下血。

黄连炒，四两　槐花炒，四两

上为末，装入猪大肠内，长一尺，两头扎住，用韭菜二斤，同煮烂，去菜，用肠药，捣末，为丸，梧桐子大，每服八十丸，空心米汤下。若嫌太湿，加面同丸，亦妙。

干柿散　治肠风，脏毒，肠澼下血。

干柿，不拘多少，焙干，烧存性，为末。每用二钱，米饮汤下。

金莲酒　治大便下血，如流水不止。

黄连五钱

---

①　浃洽　遍及也。

金华酒煎服。

治肠风方[*]

臭椿树根皮四两，扎为一大把　大茴香一大粒　木耳四两

以猪肚子一个，将药俱装入肚内，扎好，煮烂，去椿皮，但吃木耳、肚子，连汤吃完。重者两料必愈。

治肠风久不愈者方[*]

臭椿树根皮　乌梅

共煎，陈酒冲服，即愈。

治肠风方[*]

青州柿饼一个，内放白蜡六钱，饭锅上蒸熟，食数次，愈。

治大便下脓血，一①日夜数次，数年久病，皆愈。雄猪大肠②一条，洗净，桂圆肉二两，新鲜白扁豆花四两，将二味同打烂，用白糯米拌和，装入肠③内，两头扎好，砂锅内煮④烂，忌见铁器，然后将人中白炙脆，研末，蘸吃，或酱油蘸吃亦可，不论吃粥与饭、空口，皆可吃。吃四五条即愈。

治大便下血，用凉药不效者，用归脾汤加槐花、黄芩治之，自愈。

治大便下血，虚弱者，旱莲草，阴干，为末，以棉花煎汤，调炒米粉糊，丸桐子大，每日服五钱，以人参五分煎汤下，二服即愈。

---

① 一　原作"即"，音近之误，据文义改。
② 肠　原作"脏"，音近形近之误，据文义改。
③ 肠　原作"脏"，据文义改。
④ 煮　原作"烧"，据文义改。

溺　血

治溺血方[*]

溺血者，不痛而小便出血也，痛者为血淋。用头发，烧炭①，研末，每服三钱，空心滚酒调下，或用百草霜，酒调服，或用伏龙肝，白滚汤调下，夏月水调。痛者，车前草绞取浓汁碗许，入糖霜一二匙，炖温服之，此可多服，自愈。初痛时，用韭汁亦可，或用乱发灰糊丸，桐子大，每服七十丸，空心开水下。

治男子茎中痛，及妇人血结腹痛，取牛膝一大握，酒煮，饮之立愈。

治小便下血，用清利不效者，用补中益气汤加车前子治之，立效。

治小便下血，立效。旱莲草、车前草各等分，将二味捣自然汁，每日空心服一茶杯。

---

① 炭　原作"灰"，据文义改。

疝　气

治疝气海上丹方

雄猪大腰子一对，不落水，去膜并血，切作片，以大茴香、小茴香各一两，俱炒，为粗末，同腰子拌匀，复以猪尿胞①一个，入拌者在内，扎固，用无灰好酒二碗，砂锅内悬尿胞于其间，煮至酒存半碗，取出，一并切碎，焙干，研细末，酒打糊，丸如桐子大，每服空心陈酒送七十丸。一方，用生白酒三碗煮。

治响疝并小肠气方*

木通　川楝子各一钱　大茴香五分　飞盐三分半

上为末，水酒调服，头服出汗，服七日全②愈。如少年者，加一倍，俱空心酒服。

治疝气方

荔枝核六两　橘核打碎，炒，一两　小茴香炒，六两　川楝子一两，酒蒸　萝卜酒拌炒，一两　吴萸盐水炒，一两　泽泻一两　甘草五钱　青皮一两　穿山甲土炒，二两

上为末，每服一钱，升麻一分，拌黄酒调下。

治湿疝阴丸作痛方*

蕲艾　紫苏叶烘　川椒炒熟。各三两

上三味，拌匀，乘热绢袋盛，夹囊下，勿泄气。

治阴囊肾子肿大方

灶心土三升，砂锅内炒热，加川椒、小茴香末各一两，拌

① 胞　原作"泡"，据下文"悬尿胞"文例改。
② 全　通"痊"。

匀，将阴囊坐在上面，冷则再换，如此三次即愈。

治阴子肿大不消方 *

顶大荔枝核十二三个，煅炭存性，以火酒调如糊，吃下即消。若重者，再吃一服。

治疝气偏坠方 *

用肥姜，切片，铺凑板上，上堆蕲艾一团①，点火烧之，俟将完，即乘热带火、连姜并艾捣极烂，将鲜菜叶一大片，放手掌内，即以姜、艾摊匀菜叶上，用手向肾囊底下托之。初时其冷如冰，须臾滚热，通身汗出而愈。

---

① 团　原作"尖"，音近之误，据文义改。

心口胃脘痛

治心口①痛欲死不可忍者方＊

高良姜　厚朴姜汁炒　五灵脂

上各等分，为末，每服一钱，醋汤下，即止。

治心痛方　实胃口痛也。若真心痛，不治。

高良姜酒洗七次，焙，研　香附子醋炒七次，焙，研

上二味，各记，另收之。病因寒得者，高良②姜末二钱，香附末一钱；病因怒起者，香附末二钱，高良姜末一钱；寒怒兼有者，各用一钱五分。临时以米汤，加入生姜汁一匙，食盐一捻，或二服，或三服。痛止后，用铲刀挑盐一撮，火上烧红，泡汤服，并服大枣数枚。约数朝，速效。

治心痛方　妇人服之甚效。

丹参一两　檀香一钱　砂仁一钱

共煎八分，服之即愈。

治心口胃脘痛，用大黑枣，去核，每个中间入胡椒七粒，仍将枣包好，炭火上煅焦存性，研末，每服三四分，陈酒送下，三四服必愈。加木香、枳壳、红花、当归、五灵脂少许更妙。

治胃口痛方

手指甲，男痛用女右，女痛用男左，剪下，放新瓦上，炙焦存性，为末，约四五分，入砂糖少许，或汤或酒调之，食

---

①　口　原作"头"，音近之误，据文义及本章标题"心口胃脘痛"改。

②　高良　原脱，据前文"高良姜……研"及文例补。

远服。

治胃寒，常发恶心呕吐或痛，用老生姜半斤，去皮，捣烂，绞汁，去渣，隔汤煮一二十沸，停火，将上白洋糖半斤，搅入内，煎一滚收之，时时吃二匙，作三四日吃完。重者服之，两料必愈。

治胃寒呕吐，兼治寒疟，大黑枣七个，去核，每个内入丁香一只，煮烂，去丁香，将枣连汤空心服，七服见效。

治呕吐不止，陈梅酱，煎成汤服①。如有火，加竹茹；有寒，加豆蔻，或砂仁，或煨姜。如无梅酱，以乌梅代之。

治呕吐方　见食即呕，或食罢即吐②，初起者易治，此痰在胃口也。

生姜二两打碎，陈皮五六钱切碎，泡汤一碗，慢慢逐口吃下自安。甚者，竹沥、姜汁和匀，逐匙挑在舌上，咽下。若咽急，并药吐出矣。

治感气或饮食伤脾作痛方

橘皮一把，煎浓汁一碗，加③入盐、姜少许吃下，神效。

补脾养胃方　名阳春白雪糕

茯苓　山药炒　芡实　莲子肉去心。各四两　糯米　黄米各半升，俱炒　白糖一两

先将药末蒸熟，再入白糖，打④作饼子，晒干，每日空心吃几个，极有益。

治老脾泄最宜方＊名玉露霜

白术二两，炒　陈皮二两半　莲子肉四两，去心　薏苡仁四两，炒　糯米　绿豆　陈米　锅焦各一升，俱炒

共为末，收贮，临用时糖霜量加，将滚水调服二三两。

---

①　服　原脱，据文义补。
②　吐　原作"呕"，形近之误，据文义改。
③　加　原作"打"，音近之误，据文义改。
④　打　原作"印"，形近之误，据文义改。

治肿饮

灯草①一把，先用水四碗，煎至二碗　　萝卜子一两，微炒　　砂仁二钱，微炒

将二味研末，倾入灯草汤内，略滚，即盛入茶壶内，慢慢吃下。吃尽不见效，如前再煎一服，俟腹响放屁，小便长而肿即退。

_____

① 灯草　即灯心草。后"灯草"同。

呃 逆

治呃逆欲死方＊

半夏五钱　生姜二钱半

水煎服，即愈。

治病后呃逆不止，刀豆子，烧存性，滚水调服二钱，即止，神效！

治呃逆不止方

用荔枝七个，连皮烧炭存性，为末，白汤调服，立止。

老年呃证，用灯心①取喷嚏，立愈。

七巧汤　湿痰乘邪入胃既久，邪去而胃虚，气上生呃，致兀兀不已。

大枣三枚，去核　桂圆三枚，去壳核　甜杏仁七粒，去皮、尖　荔枝②肉三枚　甜桔梗三片，蜜饯店买　粳米四十九粒　淡姜渣三分

水煎服。

阳虚冷呃方＊

人参　丁香　柿蒂　干姜

上四味，煎服，立愈。

肺胃热呃方＊

枇杷叶去毛　刀豆子切片。各三钱

煎服，立止。

治呃逆方

明雄黄一钱，酒一杯，煎七分，急令患人嗅其热气，

---

① 灯心　即"灯心草"。

② 枝　原作"核"，据此药名称正之。

立止。

又方

好硫黄、乳香各等分，以酒煎，急令患人嗅之。

又方

硫黄　乳香　艾各三钱

治食物醋心，用胡桃，嚼烂，生姜汤①下，立止。

---

① 汤　原脱，据文义补。

耳

治耳暴聋方

菊花　木通　石菖蒲

擂烂，酒调①服之。

治耳聋方

真北细辛，研末，熔黄蜡为丸，如鼠粪大，以绵裹，塞耳中，二三次即愈。

又方

老鼠胆汁，滴入耳中②，二三次即愈。

治耳内出脓方

胭脂　枯矾　铁锈粉

上各等分，为末，吹之耳中③，立效。

又方

羊屎蛋烧炭，一钱　枯矾　轻粉各五分

上为末，用棉花卷尽耳内脓，用苇管吹入立效。

治耳中脓④水不止方

龙骨　枯矾　干胭脂要产山东济宁府，如银珠样紫色青，非绵胭脂，亦非油胭脂　海螵蛸各等分　麝香少许

上为末，先以绵纸捻干耳内脓，将药轻吹耳内。

治耳中肿痛并出脓血方

黄鱼牙齿，瓦上焙存性，为末，放土地上，退火气，研

---

① 调　原脱，据文义补。

② 耳中　原作"中耳"，据文义乙转。

③ 耳中　原脱，据前文"滴入耳中"文例补。

④ 脓　原作"聋"，据文义改。

末，加冰片少许，菜油调，鸡毛蘸入耳中。加干胭脂更妙。

又方

用橄榄核，烧炭存性，每核一枚，入冰片二厘，研极细末，吹入耳中，即愈。

耳鸣方

药珠① 研末，极细，无声为度，置少许耳内，即止。

耳闭方

细辛　木通　石菖蒲各一分　麝香二厘

共为细末，绵裹，塞耳中，即愈。

耳烂流脓方*

陈皮　灯草俱烧炭，各一钱　冰片一钱

研匀，吹耳。

大人小儿耳内脓水方*

海螵蛸一钱　枯矾一钱　麝香一分　干胭脂五分，烧存性

共为末，吹入耳中，即愈。

治耳中常出血方

五色龙骨，煅、研细末，吹入耳中即止。

治耳②出臭脓方

龙骨煅　五倍子炒　乳香　枯矾　血余炭

上各等分为末，卷净耳内脓③，吹之。

治耳中脓水不干方*

石榴花瓣，不拘多少，炙脆研末，加些冰片，再研，吹耳自愈。

治百虫入耳方

如虫入耳，不可惊动。在左耳，以手紧闭右耳及两鼻孔，努气至左耳中，虫自出。右耳亦然。

---

① 药珠　据本药功用与治症，当为"珍珠"。

② 耳　原脱，据前后文例补。

③ 耳内脓　原脱，据上下文义补。

目

乌羊肝丸　大能乌须黑发，聪耳明目。

黑羊肝一具，竹刀切片，放瓷盆内，再以羊胆不拘多少涂，晒干，又涂又晒，胆汁涂晒至二三百个为佳，少亦要在百个之外，以胆汁多为妙，晒时以纱罩罩，晒极干　白芍药酒炒　川芎各四两　熟地六两，酒蒸极熟　何首乌九蒸　覆盆子炒　山萸去核，炒　旱莲草酒拌炒　白茯苓乳拌　血余　生地酒洗。各四两

上药不犯铁器，制完，共和一处，再用大熟地十二两，酒煮一昼夜，取浓汁一碗，拌药内，炼①蜜为丸，桐子大，每服百丸，空心酒下，临卧亦服一次。

治虚眼方

凡虚人，无目病，到点灯时候，即不见物，或羞明，只用羊肝煮食便效，不必服他药。

治雀目方　日落不见物也。

石决明　夜明砂各二钱　猪肝　白羊肝各一两

将肝二片，中间盛药，麻线扎定，淘米泔水一碗，砂罐煮熟，临卧服。

又方

用羖羊肝一具，不见水，不犯铁器，以竹刀切开，入谷精草细末，瓦罐内煮熟，不时服之，屡验。黑羊者佳。

治风火眼洗方

归尾　胆矾　铜绿各一分　防风　荆芥　赤芍药　川黄连各二分　杏仁十四粒，去皮、尖，研

---

①　炼　其上原衍"炼"字，据文义删。

上绢包,煎洗。

治弦烂风赤眼洗方

文蛤　黄连去净毛　防风　荆芥穗各五钱　苦参四钱　铜绿
五分

上为细末,以薄荷煎汤,丸弹子大。临用以开水化开,乘
热洗眼,每日三次,神效。

一方,有川芎、当归各四钱。

治烂眼皮方

用挂金灯净壳,每用①壳一个,掺入研细透明绿色胆矾末
二厘,或用壳十个、或二十个,装套好,外用净雌②黄泥包裹
好,勿令泄气。炭火煅,至中间,壳将成黑炭,存性,放地
上,用碗盖熄火。将中间炭研细,包好,放地上一夜,出火
毒。每用炭少许,放茶杯内,以冷松萝茶浸之,用薄绵纸盖在
茶面上,俟水渗出纸面上,将此水点眼皮,每日五六次,二三
日即愈。

瞖目重明神效方

雄鸡胆七个　绣花针七只

每胆用绣花针一只,插入胆管,取绒线扎紧管口,用天泉
水十六两,瓦瓶盛贮,将胆针浸于水内,盖好,勿泄气,放在
有风无日处。俟三年后,其水及胆汁俱化为浓汁,每日蘸汁搽
眼上,约三个月,能使眼障消去,瞖目重明。此方一料,能治
两人。如能合送者,福寿并增,功德无量矣。

胬肉起星方

荸荠一斤,每一荸荠插入木贼草四段,煎透,取熟荸荠,
去皮,去木贼草,每日晚间食三两或四两,再用象牙磨汁涂眼
梢内,更佳。

---

① 用　原脱,据文义及后文"或用壳十个或用二十个"文例补。
② 雌　原作"磁",音同之误,据此药名称改。

移星去障方

蕤仁_{去油，五分}　青盐_{一分}　猪胰子_{八分}

加白蜜三匙，研匀点上，二三日即明亮。

去眼中翳障方[*]

熊胆少许，用净水略润开，尽去筋膜、尘土，入冰脑一二片。如眼痒，则加生姜粉些少。以牙箸点眼，能去翳障及赤眼，最效。

起倒睫拳毛方

木鳖子，去壳，捣烂，帛裹，塞鼻，能起倒睫拳毛。

拳毛倒睫方

石燕一对，_{考《本经》，无雌雄之说。}用炭火烧红，童便淬七次，再于①煎银罐内烧红，乳汁淬七次，为细末，入麝香三四厘，研匀，再用羊毛笔蘸乳汁点眼弦上，每日点十余次。此二方，出王渔洋《分甘余话》②。

飞丝入目，用头垢点眼，即去。

去内外障复明方　治眼内外障，三五月不见物者。

硝石_{一两}

铜器化开，入黄丹二分，冰片脑二分，用铜匙急入罐内收之，每点少许，去障复明，其效如神。

眼皮生瘤，樱桃核磨水搽之，其瘤渐渐自愈。

伤眼睛突方[*]

眼睛被物碰伤，或因剃发卷伤，目睛突出③，急用田螺一个，夹去屁股，入冰片少许，螺中自有水滴出，用羊毛笔蘸，拭眼中，即愈。

梦灵丸　治眼内外障，神水在者可复明。

---

① 于　原作"用"，据文义改。

② 此二方……《分甘余话》　原在"能起倒睫拳毛"下，据文义移。

③ 目睛突出　原作"突出目睛"，据其文义乙转。

蔓荆子_{二两}　当归　地黄　赤芍药　防风_{各一两五钱}　荆芥穗　甘菊花　川芎　枸杞子　蒺藜_{各一两}

上十味，共为末，水面糊丸桐子大，空心温水服二三十丸。芫青，一名蔓荆子，能明目，《千金方》用之。蔓荆子上行而散，若血虚有火，瞳神散大，禁用！

治火眼热障，眼痛不可忍者，用黄连为末，人乳拌匀似糊样，摊碗底上，用艾如鸡蛋大一块，放地上，点着，以黄连碗覆上，令艾熏透，取起，以清水一小杯调浓，上覆绵纸一张，隔纸透出黄药汁，以簪频频点洗，即愈。

治眼中胬肉方

用蛇蜕一条，将麻油三钱，炒黄色，不可焦黑，绿豆三合（炒），砂糖一碗，水一碗，共煎七分，食远服，立退。二三年者可治，两服即愈。

治火眼方

用小儿粪中蛔虫一条，用水洗净，挂阴处，下用瓷盆盛其滴下之水，入冰片五厘，再加人乳一茶匙，用热水，隔汤炖温，以鸡毛蘸眼上立愈。

治风火眼方

童便煎甘菊汤，频频洗之。

点眼神方

真川连　川大黄　黄芩　川羌活　甘菊花　龙胆草　薄荷防风　荆芥　木贼　密蒙花_{各五钱}　北细辛　川芎　蝉蜕　青葙子_{即鸡冠子①}　黄柏　白蒺藜②　蔓荆子_{各三钱}

以上诸药，须拣净，用水二大碗熬，去渣③，煎浓汁成膏一小杯，将上好炉甘石三两，放银罐内煅酥，研极细末，用甜

---

①　鸡冠子　非"青葙子"本药，疑误。

②　藜　原脱，据此药名称补。

③　去渣　原在"煎浓汁成膏"下，据前后文义移。

水飞过，入冰片三分，麝香一分五厘，仍入乳钵内磨细，将前药汁入内成，丸如绿豆大，银珠为衣，一时烘干，即收瓷瓶内，不可见日。临用，以水磨化，点入两眼角内。轻者即用半丸，重者一二丸即愈。

又方

冬天取净腊雪，将大荸荠同雪水磨粉，晒干，加冰片少许，入鹅毛管中点眼，神效。

又方名磨光散

野荸荠洗净，去皮，石臼中捣烂，密绢绞汁，如做藕粉法，再用清井水飞，晒干　炉甘石用黄连、黄柏、黄芩、甘菊、薄荷煎，水滚，再用童便淬①一次，将药水飞，晒干　珍珠入豆腐内煮过，研细，水飞

每荸荠干粉一两，配制过炉甘石五钱，珍珠末三钱，各将瓷瓶收贮。临用，渐渐配合，加入冰片少许，点之。

明目去翳秘方

锦纹大黄一两　北细辛一两

将二味，用上高泉水一百二十两，将药入砂锅，煎至二十两，以细绢滤去渣，用大银碗一个盛药，碗下以砖三块，放定碗底下，将灯盏注麻油，用灯草七根，燃灯，熏碗底内，煎药成膏，滴水成珠，每膏一两，用野荸荠粉五钱，少些亦不妨。冰片三分，和匀，作锭。如多年的厚翳，每两加水飞过蝉蜕末五分，须要去头、足，揉碎，去泥沙，水洗，晒干为末，水飞三次用。又，治飞丝入目，每两加银珠五分，研细末，水飞，晒干用。如风寒等翳，每两加青黛五分，研细，水飞，晒干用。以上诸证，随证加药，入膏调匀贴之，用头生小儿乳蘸点最良②。

取荸荠粉法，如取绿豆粉、藕粉同法，须水橙极细，晒

---

① 淬　原作"煅"，据文义改。
② 最良　原在"贴之"之后，据语序移此。

干，再研极细，须忌铁器。

又方

野荸荠、猪胰各等分，捣和，用鸡蛋壳半个，放药在内，临卧合印堂上，俟水流入目中，翳随泪出，二十日即愈。并治田螺头眼。

又方

将新象牙物件水磨，点翳膜上，即去。

又方

用新象牙磨屑，将头生男乳浸透，点之即愈。

又方

刮孕妇大指甲末，乳调敷即愈。

又方

枸杞三钱　木贼七根，长寸许　桂圆肉七个

煎汤服，月余自效。

治远年攀睛翳膜方＊名五退散

人退即指甲，乳汁炒，为末　穿山甲炒　蝉退洗净，炒　龙退即蛇壳，炒　凤退即鸡蛋壳内白膜，炒

上为极细末，每用三厘，令患人含水一口，患在左眼，吹入右鼻，患在右眼，吹入左鼻，再以锡作眼样，合患眼上，如此三次，则翳膜或血丝俱落。

治眼吹鼻散

穿山甲五厘，炒　鹅儿不食草七厘　人金即指甲，分半，炒　刺猬皮三分半，炒　蛇退分半　蝉退五厘　石蟹二分，醋炙　麝香三厘　桔梗四分

上为末，每用三厘，吹入鼻中，其翳即下。

开瞖复明方

生地　枸杞　甘菊净瓣　谷精草止①用草，不用叶　木贼草如

————————

① 止　通只，仅也。

无翳，不必用

　　上药各四两，用人乳拌浸一日，晒，共九日，又用童便浸晒，共十八日。倘遇阴天下雨，即以微火烘干，共研细末，陈米粉调和为丸。清晨白滚水下三钱，半月即开光。

治损目破睛方

　　用牛口涎，每日点两次，须要避风。黑睛破者亦瘥。

鼻

治鼻渊脑漏方

用羊卵子一对，须顶大者尤妙①，去膜，切片，酱油、陈酒拌之，放瓷碗内，隔汤蒸熟，以陈酒送下，饮微醉，临午服②，三五次即愈。

治鼻渊方

用老刀豆，文火焙干，为末，酒服三钱，重者不过三服即愈。

治鼻中时时流臭黄水，甚者脑亦时痛，名控脑痧，有虫在脑中，用丝瓜藤近根处三五尺，烧存性，为末，酒调服，即愈。

治鼻痔方

霜梅一个　蓖麻仁七个　白矾少许

上三味，同打，用丝绵包裹，塞鼻内，一日夜即愈。

又方

轻粉二钱　杏仁七粒，去油　白矾五钱

上为末，吹入即化为水。

治鼻内生疔方

烂黄鸡屎　荔枝肉

同打烂，涂上即愈。

治鼻瘜方

七月七日收甜瓜蒂，阴干。临用，一分研末，再同白矾少

---

① 须顶大者尤妙　原在"去膜，切片"后，据文义移。

② 临午服　原在"三五次即愈"后，据文义移。

许，绵裹塞鼻。

又方

瓜蒂五分，研末，麝香少许，含水口中，嗅味，自落。

治鼻衄方

麦冬五钱　生地五钱

水煎服，立止。

又方

绿豆粉一两　细茶二钱

上为末，凉水调服。

又方

栀子炒黑　百草霜　龙骨火煅　京墨　牡蛎火煅　血余煅存性

上为末，用茅花，水蘸湿，蘸药，入鼻孔。如无茅花，将纸捻水蘸药，入鼻孔，即止。

又方

马兰草汁一杯，吃下立止。

又方

大蒜头一个，捣烂，左鼻衄，将蒜涂左足心，右鼻衄，涂右足心，立止。一方，左涂右，右涂左。

又方

用象牙屑，吹入鼻中，即愈。

又方

胎发烧灰　乌梅一个，煅

共研，吹鼻中，立止。

又方

用生吴萸，研末，津调，涂足底心涌泉穴上，用山栀，炒黑，为末，吹鼻中，效。

治赤鼻方

枇杷叶去毛，一两　栀子仁五钱

上为末，每服二三钱，温酒下，早服去右边赤，晚服去左边赤，再用后敷药。忌食胡椒、生姜、辛辣之物。

敷药方

木鳖子_{去壳}　大枫子_{去壳}　轻粉　硫黄

共为末，不时以唾调搽。亦治风刺面疮。

又方

用极臭盐蛋一二十个，煮熟，取黄，煎油一小盏，和细辛末、白菊花末各二钱，调匀，常搽患处，每日用鲜枇杷叶（刷去毛，蜜炙）煎汤服，半月愈。

鼻中瘜肉，藕节一节，有根连须处，烧炭存性，为末，吹患处，自能脱落，立效。枯矾，猪脂油捣和丸，以绵裹，塞鼻中，数日随药脱出。

赤鼻方

硫黄_{入布袋内，用豆腐水煮三次，净重二钱}　轻粉　密陀僧　白芷各一钱　白矾_{五分}

共为细末，以津唾蘸药末①搽之，晚则搽，日则洗去。

———————

① 蘸药末　原脱，据文义补。

口

神效吹口药方 并治喉证。

薄荷叶 僵蚕 青黛 朴硝 白矾 火硝 川黄连 硼砂各五钱

上共为细末，腊月初八收雄猪胆八个，倒出胆汁，以小半和药拌匀，复入胆壳内①，以线扎头，外用青钢纸包裹，于净地挖一大坑②，深阔各尺许，将胆悬空，横吊于竹竿上，以板铺③上，用泥覆盖，至立春日取出，挂透风处阴干，去壳，收瓷瓶内。每一两加冰片三分，同研极细末，吹患处，立愈。

又方

儿茶一钱 人中白八分，银罐内煅 冰片五厘 硼砂六分 珍珠一分 牛黄三厘 黄柏六分，烘脆，研 钟乳石八分，银罐内煅 薄荷六分，烘 甘草五分，烘

先将薄荷、黄柏、甘草另研筛细，次用儿茶等药研细筛净，珍珠另研和，再入冰片、牛黄，不用筛。即小儿痧痘证后，俱可用。

又方

薄荷六钱 青黛三钱 黄柏三钱 人中白四钱 儿茶四钱 冰片五分 青果核炭十个 经霜西瓜皮二钱

又方

灯草灰以青竹管，填满，舂实，烧过，拣灰，去竹炭可也 大冰片

---

① 内 原脱，据文义补。
② 坑 原作"孔"，据文义改。
③ 铺 原作"舖"，据文义改。

薄荷叶_{晒干}　石膏_{各等分}

共为细末，和匀，芦管吹下。

治口疮方

用陈白螺蛳壳，烧炭，加儿茶少许，为末，吹患处，一次即愈。诸疳悉治。

治口疮方_{方二}

陈白螺蛳壳，烧炭，加儿茶少许，为末，吹患处，一次即愈。治诸疳，悉愈。

硼砂_{二钱}　儿茶_{二钱}　薄荷_{二钱}　青黛_{一钱，水飞}　冰片_{五分}

共为末，搽之。

口舌生疮方*

川黄连　石菖蒲_{各五分}

水煎，连服二三次即愈。

治口臭方

儿茶_{四两}　硼砂　桂花　嫩薄荷叶_{各五钱}　甘草_{三钱}

熬膏，做丸，噙化。

薄荷叶晒干　石膏各等分

共为细末，和匀，芦管吹下。

治口疮方

用陈白螺蛳壳，烧炭，加儿茶少许，为末，吹患处，一次即愈。诸疳悉治。

治口疮方方二

陈白螺蛳壳，烧炭，加儿茶少许，为末，吹患处，一次即愈。治诸疳，悉愈。

硼砂二钱　儿茶二钱　薄荷二钱　青黛一钱，水飞　冰片五分

共为末，搽之。

口舌生疮方[*]

川黄连　石菖蒲各五分

水煎，连服二三次即愈。

治口臭方

儿茶四两　硼砂　桂花　嫩薄荷叶各五钱　甘草三钱

熬膏，做丸，噙化。

舌

治舌衄出血，用槐花末敷之，即愈。

治舌肿方

用蒲黄末搽之，即愈。若舌肿出外，或以冰片少许抹上，或以蓖麻油蘸纸作捻，烧烟熏之，随即消缩。若舌忽然肿硬，或出血如泉涌，用乌贼鱼骨、蒲黄各等分，为细末，敷舌上，愈。

治重舌方

将蒲黄为细末，敷五六次即愈。

舌长过寸，冰片研细敷之，即收。

舌忽胀大，用雄鸡冠血涂舌，咽下即缩。

喉风舌大方[*]　治喉风舌大如胕，卒时不救即死。

冰片一分　硝石三分　胆矾二分　青黛二分　僵蚕五分　硼砂三分

上共为末，吹之即愈。

牙

治火牙痛方　并治口舌生热疮，腐烂。

七八月间，俟西瓜将完时，将瓜剖开，去穰，将瓜皮合竹篮内，挂露天，俟其日晒夜露经霜，取下，止①存外面青薄皮，研末，搽牙，止痛，或和入吹口药内，极效。西瓜在藤上经霜者，更妙。

一方，加冰片少许。

治虫牙痛方　名韭子汤

用韭菜子一撮，用碗底盛之，覆水中，用火烧烟，外用小竹梗，将下截劈为四开，以纸糊如喇叭样，引烟熏蛀齿。如下牙蛀者，以韭菜子煎浓汤漱之，虫自出。

治牙痛方　名一笑散

火硝一钱　冰片一分　明雄黄一分　元明粉五分

上共为细末，搽患处，立愈。

治风火虫牙痛方

真樟脑一钱　花椒三钱　薄荷叶三钱

先将薄荷、花椒拌匀，放在瓷碗底内，后将樟脑研细，盖面，将碗合住，用纸封好碗口，以炭火升之，俟青烟出为度，取碗上升起之药，用瓷瓶收贮，痛时搽一二次即愈，神效！

牙齿痛方

青盐　焰硝　硼砂　樟脑各一钱

共为末，以冷茶和药漱口，并搽痛处，立效。

立止牙痛方

细辛头末，七钱　樟脑二分　生麝香二分

---

① 止　仅也。

上药三味，研细，加灵药二分，搽患处，即愈。每日再用搽牙散搽齿，可以永固。

搽牙散方

细辛_{头末} 青盐 熟石膏_{各一两}

上三味，研细，加灵药一钱，和匀，搽齿。

灵药方

牙硝_{一两} 硼砂_{五钱} 白矾_{三钱}

共为细末，装在银罐内，放在火上，烧线香一炷，俟香尽，加熊胆五分。①

搽牙方

牙皂_{七钱，炙存性} 细辛_{三钱，生用} 五味子_{三钱，生用}

上研末，每早搽牙，用冷水漱口，最能固齿。

牙床出血方[*] _{即牙癬证。方二}②

橄榄核，炙炭，研极细，加冰片少许，搽患处，即愈。

松针，熬汁一盏，入麦粉少许，搅匀，澄清饮之，即愈。

又方

苦参_{一两} 枯矾_{一钱}

为末，日搽之。

玉带膏 治牙痛。

生栀子仁_{三钱} 龙骨 生黄柏 生黄芩_{各五钱}

铜锅内熬汁，煮龙骨至干，取出，为末，再用铅粉五钱，麝香三分，共研细末，贮碗内，加黄蜡一两，隔汤炖化，拌匀，用连四纸铺火炉盖上，将药刷在纸上，剪成碎条子，临卧贴在牙上，次早取下，有黑色可验。

齿龈疳烂方[*]

胡黄连_{五分} 胆矾 儿茶_{各一分}

研细搽之，立效。

---

① 五分 其后疑有脱文。

② 方二 原在"松针"上，据文义、前后文例移。

走马牙疳方* 方三

人龙（即蛔虫），瓦上焙干，研极细末，加青黛、冰片各少许，研匀，吹之即愈。

枯矾一钱　冰片三分　珍珠一钱，铁锅内炒成灰存性①　银珠五分

共和一处，研细，先将米泔水洗去黑肉，后将此药吹入牙上疮口。

人中白，乳淬②三次，为末，入冰片少许，吹之。

取牙方

雄活鲫鱼一尾，约四五两　白砒六钱

将砒末入鱼腹中，待其肉烂，去砒不用，只用净鱼骨，晒干，为细末，每用米粞大③少许，放患牙根上，自落。

治牙根出血不止方　甚有成碗或斗，如线索牵拽而出者。

大黄二钱，切片，生研。若人壮者，或五钱亦可，滚水调下。按，此证乃胃中实热，非降不可，故也。

牙疳口疮方

炉甘石一两，火煅红，用黄连水淬七次　灵砂一钱　珍珠末四钱

以上共为细末，瓷瓶收贮。

升④灵砂法

用水银、朱砂、焰硝各五钱，硼砂六钱入锅内，用熟石膏（研末）、盐水调匀，将口封固，先文火，后武火，升⑤二炷香为度。

上疮灵砂，去焰硝，添白矾五钱，同升。

---

①　铁锅内炒成灰，存性　珍珠不能炒，更炒成灰不存性，疑系衍文。

②　淬　原作"煅"，据文义改。

③　粞（xī　西）大　碎米一样大小。

④　升　原作"打"，据文义及后文"同升"文例改。

⑤　升　原作"打"，据后文"同升"文义改。

咽　喉

治一切喉证，属火者，用鲜卷[1]柏，捣汁，加生白蜜，调和。忌见火。以茶匙时时挑咽之，消肿退火，神效！

治喉证，属时邪风火，痰潮壅闭，喘急危笃，发来迅速者，先深针委中穴中出血，自愈。其穴在膝盖对后，大小腿交界缝中。并治缠喉风急证。

治一切痰火风喉证，用青脆梅子百枚，捉活蜒蚰一二百条，同放瓦罐中，每日将梅取出，晒后仍入罐中，明日再晒，以收干汁为度，再用微火烘干。用则以一个嚼化，或炙脆研末，加入诸药内。

又方

霜梅一个，去核　　明雄黄一钱　　枯矾五分

将二味同入梅中，捣烂成膏，丸如绿豆大，瓷瓶收贮。每用一丸，放舌底下，嚼化，重者二三枚，轻者一枚。或为末吹下亦效。

治喉咙急胀，似喉蛾，不能饮食，用蓖麻子三四两，杵去壳，捣烂，铺夹在草纸内，将油压在草纸中，去蓖麻屑不用，将草纸卷煤头点火，俟火熄，令病人将烟吸入，或吹入喉间，自然肿胀渐消。

治急锁喉风方

其证先一二日胸膈气紧，呼吸短促，忽然咽喉肿痛[2]，手足厥冷，气闭不通，急用巴豆七粒，三粒生，四粒熟，生者去

---

① 卷　原作"扁"，据此药名称正之。
② 痛　原作"毒"，据文义改。

壳研，熟者去壳炒，去油存性，与明雄黄五分，郁金一个，共研末，每用末半茶匙，清茶调下。如口噤咽塞，用小竹管吹药喉中，须臾吐利，即愈。

又方

用生巴豆半粒，川贝母一粒（去心），共研烂，灯心汤灌下，即愈。

治缠喉风方

此证猝然胀起，痰涎壅甚，不速救即死，急寻野牛膝草根①一二斤许，此草随处有之，掘取根，打浓汁碗许，灌下即消。如肿痛不能入咽，即令其人仰卧，滴入鼻中，流至咽喉下，方能活命。再将生韭菜连根打，敷项下，甚效。

治喉风方

用年久夜壶垢，瓦上煅，研细，吹入即愈。

治喉蛾方　人已气绝，心头微热者，药入口，听有声，能下，最无不效。

三九冬天，取老猪婆粪，放在屋上，日晒夜露七八日，取下，在炭火上煅，至烟尽为度，以水调如糊，徐徐灌之。

急救乳蛾方

用两手从臂上抹至大拇指间四五十下，以绳扎住，男左女右，大指甲旁以针刺，出血即止，愈。此少商穴，在大指甲外②侧，去甲韭叶许③。

治乳蛾方*　并治喉内一切热毒。

硼砂一钱　胆矾二钱

共为细末，入青鱼胆内，阴干，研末。加山豆根一钱，瓷器收贮，吹患处，流涎即愈。

---

① 草根　原作"根草"，据后文"掘取根"乙转。
② 外　原作"去"，据少商穴位置改。
③ 许　原作"大"，据少商穴位置改。

治喉蛾闭结不开，将土牛膝草捣汁，滴鼻孔中，吐出塞痰即愈。

治喉癣方　喉证惟此迟，久则失音，不可救。

西牛黄一分　真山羊血二分　川黄连五分　血琥珀三分　冰片一分　硼砂一钱　青果核炭三分　灯草灰五分

共为细末，每一茶匙药用一茶匙蜜调之，放舌尖上，徐徐咽下，一日五次，两月可愈。此方或加蜒蚰、梅核炭，更妙。

喉证开关方　专治十八种喉闭①。

牙皂　巴豆

共为末，米汤调，刷纸上，晒干，作捻子，点火，以烟熏鼻孔，立能开口，鼻流涕涎。

又方

巴豆四十五粒，夹草纸内，压出油，捻成油纸条，熏鼻，并熏口内。

治咽喉失音方

人乳　白蜜　梨汁各四两　香椿芽汁四两。如无新鲜者，用干香椿芽为末亦可

上四味，和匀，重汤煮熟，不拘时服。

咽喉急证异功散

斑蝥去翅足，四钱，糯米炒黄，去米，净末称准　血竭六分　没药六分　乳香六分　全蝎六分　元参六分　麝香三分　冰片三分

上药共为细末，瓷瓶收贮，封口，勿令走气。不论烂喉痧、喉风、喉闭、双单乳蛾，用寻常膏药一张，取此药如黄豆大，贴项间，左贴左，右贴右，中贴中，贴至二三时即起泡，用银针挑破，即愈。险证起泡更速。怀孕妇忌用②。

---

① 专治十八种喉闭　原在"鼻流涕涎"后，据其文义移。
② 怀孕妇忌用　原在"全活无算"后，据文义移。

此方，乾隆丁未①，河南喉痧大疫，全活无算。

急救喉证良方

珍珠末二钱　青黛三钱　真西牛黄一钱　硼砂三钱　麝香二分五厘　儿茶二钱　上冰片三钱　血竭三钱　熊胆三钱　山豆根八钱　乳香三钱　没药三钱

共研极细末，瓷瓶收贮，勿令走气。如遇患喉证者，将药吹入喉中，立愈。

喉痛方

用绿矾少许，以好醋研汁，点患处。

又，用橄榄核，磨汁，冲服。

喉间乳蛾，马兰头菜打汁，漱口、咽下、冲服，徐徐，立效。

急救乳蛾，用两手从臂上抹至大拇指间四五十下，以绳扎，男左女右，大指甲旁以针刺出血，即愈。

喉闭急证方* 见王渔洋《分甘余话》。

用鸭嘴胆矾，研极细，以酽醋调灌，吐出胶痰，立愈。

冰硼散

冰片一钱　硼砂一钱半

研细，瓷瓶封贮，勿令走气，吹喉痛、喉腐用。

雄黄解毒丹　治一切咽喉肿痛危急之证。

雄黄五钱　川郁金三钱　巴豆霜二钱五分

醋和丸，绿豆大，清茶下两丸，吐出痰涎而愈。

风热喉痹肿痛，及缠喉风证，用生黄连五分，白凤仙花子五分，共为细末吹之。

急救锁喉风证方*

其证先一二日胸膈气紧，呼吸短促，忽然咽喉肿痛，手足厥冷，气闭不通，危在顷刻者，急用巴豆七粒，三生四熟，生

---

① 乾隆丁未　清乾隆五十二年丁未，即公元1787年。

者去壳研，熟者去壳炒，去油存性，与明雄黄五分，郁金一个，共研末。每用末半茶匙，清茶调下。如口噤咽塞，用小竹筒吹药喉中，须臾吐利，即愈。

仙露梅　治咽喉十八证，垂危者立愈。

大青梅子三斤　青盐四两，研　食盐二两，研　活蜗牛四十个，杵烂

共拌匀，隔一宿以后，日晒夜收，盐尽为度，晒干①，再以瓷瓶收贮。遇咽喉肿痛者，摘取梅肉少许，置口内含之，即愈。

咽喉痛方方二

山慈姑　硼砂　海蛤壳②煅　川黄连入姜内煨熟　珍珠煅　冰片　枯矾　辰砂飞，净　红铁皮以有锈之铁，火煅，醋淬，刮下用

上等分，共为细末，瓷瓶收贮，勿令泄气。专治咽喉肿痛、双单喉蛾、喉痹、缠喉风③等证，用鹅毛管吹三五厘患处，立愈，重者吹三五次取效。

巴豆压去油　蟾酥　麝香　冰片

上药各五分，研极细末，用红枣（去核），用药一二厘塞鼻孔，男左女右。

玉雪救苦丹

水安息香　濂珠粉　真血琥珀　鹅管钟乳石以上各三钱　真西牛黄　冰片　麝香以上各三分　苏合香油二两　制川厚朴　寒水石　川黄连水炒。各一两　白螺蛳壳一钱　柴胡　淡豆豉　赤茯苓　辰砂片水飞　茅苍术　前胡　广藿香　大豆黄卷　防风　生白术　荆芥穗　白茯苓皮　秦艽　粗桂枝　生大黄　石膏另研　天花粉　江枳壳　江枳实　麻黄去节　生甘草　苦桔梗

---

① 晒干　原在"收贮"上，据前后文义移。

② 蛤壳　原作"巴"，据此药名称改。

③ 缠喉风　原作"喉缠"，据此证名称改。

牛蒡子　土贝母　赤芍药　大麦仁　小青皮　车前子　制半夏
曲　连翘　六神曲　建神曲　广陈皮　木通　广木香　尖槟榔
以上各八钱　大腹皮绒—两六钱，煎汤用

　　上方，除香料细药八味及大腹皮绒外，其粗药用阴阳水浸
拌一宿，明日晒干，共研为极细末，后入细药，再同研和匀，
乃将麝香、西牛黄、苏合香油、水安息香外，加六神曲四两，
大腹皮绒汤打浆，共捣和，加入炼白蜜一斤，糊丸。每丸湿重
一钱五分，晒干重一钱，再入石灰坛内矿燥，然后用蜡封固，
择吉日虔礼，大悲宝忏一永日，务须诚敬，供药顶礼。此药照
引服之，真有起死回生之功，虽垂危莫救，命在呼吸之间者，
亦立时奏效，屡试屡验，百不失一，诚千金不易之良方也。虚
劳、孕妇忌服。

　　此方专治咽喉一切诸症，及烂喉丹痧，痰涎壅塞，口噤身
热，命在顷刻者，急用开水化药一丸，徐徐灌之，立刻回生，
再进一丸即愈。或用荷叶三钱，煎汤化服亦可。

　　一治小儿闷痘，细叶菖蒲打汁，开水冲化，服半丸。

　　一治小儿时疹①发不出，用西河柳五钱，煎汤化服一丸。
如未透，再进一丸。凡痧②痘，轻半丸，重一二丸。

　　一治小儿急惊风，身热呕乳，惊悸抽搐，便青，用钩藤钩
一钱，煎数沸，去渣，量小儿大小，化服半丸或一丸，作四次
服之，立效。

　　一治月内赤子，胎惊不乳，用药一丸，分作四块之一，研
极细末，安在乳头上，与儿吃乳同下之，立愈。

　　一治痰厥，不省人事，用陈胆星五分，开水化服一丸。

　　一治肝气厥逆，不省人事，用生石决明二两，煎汤化服
一丸。

① 疹　原作"痧"，据文义改。
② 痧　据文义，疑为"疹"字之误。

一治伤寒，时行瘟疫，寒热头痛，胸闷体酸，一二候身热不解，神昏谵语，开水化服一丸。如身热不尽，再进一丸，立有奇效。

一治痈疽发背，脑疽疔毒，一切无名肿毒，外用牛膝一两，捣汁，调药半丸敷之；又用开水或生甘草三钱，煎汤化服，大证一丸，轻者半丸，未成即消，已成即溃。

烂喉丹痧易透法

用干枯连根茄子藤梗，在炭基火上徐煨，令病者闻其气，从鼻而入。鼻乃肺之窍，闻此茄藤气，则痧子易透，痧既透，则邪从皮毛外达，而喉痛、喉腐俱减，自愈。

神效散　专治喉痧。

川贝母二钱，去心　黑元参一钱五分　皂角一钱　射干一钱五分
西河柳一钱，嫩叶

以上五味，另用生荸荠一两，煎汤，收干，与上药[1]研末，均作两次服[2]，即愈。一服愈，停后服。先用皂角七分，研极细末，吹入鼻孔，令自嚏，然后服前末药。

喉闭方二

一时喉闭，饮食不能下咽，危在旦夕者，胆矾一分，全蝎一个（去头足），研末，加麝香、冰片各一厘，吹入喉间，吐出毒痰，喉即通矣。

喉痛甚剧，以生白萝卜，连皮打烂，绞汁频咽，即愈。

附制胆矾法

以白矾数两，安置钵中，须择风吹得着、日晒不着之处，每食青鱼，将青鱼胆汁沥入矾中，愈多愈妙，日久汁多，矾色翠绿，渐如翡翠，即可用矣。

---

① 　与上药　原作"在药上"，据文义改。
② 　服　原在"研末"下，据文义移。

　　其蝎子，药肆中每以盐水收贮①，用时须置瓦上，以炭火炙燥，然后研末为要。

---

　　①　贮　原作"入"，据此药炮制法改。

痈　疽

治肺痈丹方

用尿坑内凿坑塪，名坑砂，以草鞋包好，浸长流水中七日，取出，炭火煅红，醋淬三次，同捣研细，用枣肉捣丸，桐子大。每服二三钱，吐出血脓而愈。

又方

大白梨四只，铜锅煮烂，捣汁　上白蜜　上洋糖各八两

同熬，将好，下川贝母末四两收之。

又方

用百年咸芥菜卤，久窨地中者，服数匙立起。此卤，嘉兴府城中，大家多藏之。

又方

将薏苡仁为末，糯米汤调服，或入粥内煮吃，或以水煎服，或将薏苡仁连根捣汁，冲好酒服，总以当下脓血便愈。

又方

将鱼腥草水煮，多吃即愈。

治肺家吐臭痰，或吐如鱼腥痰。要药：川通草、芦根、薏苡仁、桔梗。

治肠痈方*

腹中疗痛，烦躁不安，或胀满不食，小便涩。妇人产后虚热，多有此证。纵非痈，疑似间，亦当服之。

薏苡仁三钱　瓜蒌仁三钱　牡丹皮二钱　桃仁二钱

上，水二盅，煎一盅，不拘时服。

发背初起方*

彭幸菴（口宪）曰：凡人中热毒，眼花头晕，口苦舌干，心惊背热，四肢麻木，觉有红晕在背者，用槐子一大撮，拣

净，铜勺内炒褐色，用好酒一碗，煎滚，去渣，热服，出大汗即愈。如未退，再煎服。纵成脓者，亦无不愈。

脑疽发背初起方

独茎苍耳草一株，连叶带子，用铜刀细切或捣烂均可，忌见铁器，用砂锅，入水两大碗，煎至一碗服。并治一切恶疮初起。如疮在上部，饭后徐服，俟吐，少时吐定，再服，以药尽为度。如疮在下部，空心服①，疮破出脓，以膏药贴之。

吕祖发背灵宝膏

瓜蒌五枚，取子，去壳　乳香五块，如枣大者

上二味，共研细末，以白蜜一斤，同煎成膏。每服三钱，黄酒化服。

桐庐一人，因母患发背，百治不痊，祈祷备至。夜梦祖师告知曰：君至孝格②天，命予救拔之。若迟一日，即不可复活。遂授此方，得痊，以传于世。

华佗五色膏　治发背，神效。

陈石灰　铅丹　铜绿各等分

上，加西牛黄一分，再入鸡蛋清调和，用旧黑伞纸将药摊夹，用银针伞纸上刺数眼，扎缚患处。如干，将药末拌鸡蛋清，再扎上，如此三四次，可愈矣。

对口初起方*

茄子蒂七个　何首乌七钱

上，忌铁器，用陈酒一碗，煎浓，去渣，服后以被盖出汗，其患若失。

又方

赤眼小旁皮鱼两个，捣烂，围在四面，中空一头，俟一杯茶冷时，觉腥气，即愈。

---

① 服　原作"腹"，据文义改。
② 格　感通也。

鲫鱼仙方　治对口疮①及一切白色阴毒初起。

活鲫鱼一尾，连鳞肠　生山药一段，同鲫鱼一样长

上方，加白糖二两，同捣极烂，敷上，神效！并治乳疬乳痈初起，加腊糟同捣，敷上如胡桃大。

肺痈，咳时膈上隐隐作痛，吐咯如脓血，臭秽者，乃是。用鲜橘叶，捣汁一盏，缓缓服之，吐出脓血，即愈。

又方

芥菜卤，百年陈者，每日服数小匙②，白汤下，神效！

又方

金丝荷叶，捣汁服下，再将真橘叶泡汤常服。其药汁服时，即当呕出痰涎，其病有救，不呕者难治。

悬痈方＊　由于三阴亏损，湿热结聚而成，在谷道之前，阴器之后，即海底穴③也。初生状如莲子，少痒多痛，日久渐成，如桃李，赤肿焮痛，溃后轻则成漏，重则沥尽气血，变为痨瘵而不起者多矣。

粉甘草四两，长流水浸透，炭火上炙干，再浸再炙，如此三度，切片，净④三两　当归三两

上二味，以水三碗，慢火煎浓，去渣，再煎稠厚为度，每服三钱，无灰热酒一大碗，空心化服。未成者即消，已成者即溃，既溃者即敛，不问寒热，乃治悬痈之良药也。

搭手，生于背上，近肩，用全蝎三个，核桃肉同捣末，好酒冲服二三次，未成者即消，已成者乃轻。

鹤膝风方＊

无名异　地骨皮各三分　麝香一分　乳香　没药各一钱五分，去油

---

① 疮　原作"疖"，据此证名称正之。
② 匙　原作"超"，据文义改。
③ 海底穴　即会阴穴。
④ 净　原作"浸"，据文义改。

上五味，共为末，用车前子打汁入煮，酒调涂，三日愈。

缠腰火丹，挑瞎蛇头上眼睛，用粪①缸上旧箍，炙炭，研末，麻油调涂。

腰上流火，豆腐，切薄片，将甘草夹在豆腐内，煎至豆腐成黄色，取出，俟温，贴患处，日换二三次。

天蛇头②，枫杨树枝嫩者青皮，缠在指头患处，拔出清水，即毒出而愈矣。

又方

手上蛇头、蛇肚、蛇眼睛初起者，蜈蚣一条，雄黄少许，研末，用蜜调涂患处，觉如蚁咬者，数次即消矣。

治丹毒方　不拘恶毒、疮疡、发背等证，皆可治。

凡见鳖背形状，初起者，急用明矾，研为细末，或一两或五钱，量人壮弱而用，冲入好酒内饮之，须要尽其人之酒量而饮。倘怕涩，不能吃者，将饭同擂为丸，亦尽醉，出汗即愈。此方十有九效，勿以价廉而忽之。

肚内无名肿毒，鳖甲，煅存性，为末，酒服。

吹乳方

被小儿吹乳，乳房肿胀，掘取马兰豆根数握具叶，洗净，候干，捣烂绞汁，约七八分一碗，入好陈酒一大杯，隔水炖温服之，再以渣加酒涂乳上。隔宿，其肿即消，乳眼亦通，而愈矣。

乳疖初起方

乳中结块，作胀红肿，用鹿角，磨，冲酒服之，即愈。蚕豆壳，福珍酒煎服，立效。

又方

香附米一两，麝香三分，共研和，蒲公英三两，酒煎服，

---

① 粪　原作"坑"，据文义改。
② 天蛇头　蛇头疔之漫肿无头者。

渣敷患处，效。或以瓜蒌一个，酒煎①服，立消。

又方

陈半夏、连须葱白头，二味捣烂，绢包，扎紧，左患塞右鼻孔，右患塞左鼻孔，即愈。

乳岩②未溃方

鹿角尖镑，生用　鬼馒头炙炭，存性

上二味，等分为末，每服三钱，黄砂糖拌，陈酒下。若治乳疬，更效。

乳疬已溃方　能拔毒收口，去腐生肌③。

滴乳香五分　净铅粉三钱　上桃丹三钱　制没药五分，去油，净

飞朱砂三分　川贝母三钱，去心　六仙红升五分，即下方三仙丹再升

以上七味，共研细末，酌敷之。

三仙丹

水银一两　白矾一两，研　硝石一两，研

上三味，并放于小铁镬内，用粗中碗合住，碗缝用面浆掺皮纸捻同糊固上，将河沙堆满，空碗底，碗底放新棉花一块④，炭火升线香一炷，俟棉花黄即妙。若至焦，即老矣。

背疽灸法⑤

初起之时，不拘日期、阴阳肿痛，即用独头大蒜，切片，如二三钱之厚，安于疮头上，用火炷艾丸灸之，每灸三炷，一换蒜片。不论数十百壮，大痛者，灸至不痛，麻木不痛者，灸至痛时方止⑥。最宜早觉早灸，过七日，则无效。

如背疽赤热肿痛，莫辨其头者，但以湿纸覆于背上，立候

---

①　酒煎　原作"煎酒"，据文义乙转。
②　岩　原作"严"，据此证名称改。
③　能拔毒……生肌　原在"酌敷之"下，据文义移。
④　碗底放新棉花一块　原在"线香一炷"下，据文义移。
⑤　背疽灸法　其上原衍"痈疽疔门"五字，据目录删。
⑥　止　原作"至"，据文义改。

视之，其纸上有先干者，即是疮头。如十数头作一处生者，即用大蒜捣成膏，作饼，铺头上，聚艾于蒜饼上烧之，亦能活也。盖艾火能使毒气随火而散。灸后即宜多服托里护心丸。

凡毒初起，皆可灸，惟头顶以上属阳明，断不可灸！

托里护心丸　凡痈疽毒证，多进数服。已成者，最能止痛，未破者，即能内消，不论阴阳、老少皆可服，神效仙方也！

白明矾一两二钱　黄蜡一两　雄黄一两二钱　朱砂六钱，水飞
琥珀一钱

上药俱为细末，先将黄蜡化开，入药末，和匀，须众手为丸，桐子大。每服三十丸，白滚水下，日三服，可免口舌生疮黑烂等症。

一切痈疽、发背、对口，不论阴阳平肿，无名肿毒，皆治。大蛤蟆一个，无大者两三个（生于住屋檐下者佳，冬天在乱石下或河沿口石缝中），入白矾二三钱，连肠肚同捣，厚涂四围，中留一孔。毒重者，一二时即臭，再取捣换，以好为度。至重，昏沉不知疼痛者，更换十余次，再无不效。是能收提散毒，至稳妙方也。

发背，硬肿痛深，槐米五两，鲜者更佳，炒微黄，乘热入酒二碗，煎十余沸，去渣，热服取汗，即愈。未成者，二三服即消，已成者，三四服即减轻。渣捣敷患处，神效！惟胃寒者，不宜连服。

阴疽平塌色黯方*
艾叶一斤　硫黄　雄黄各五钱

以水同煮半日，捣烂，俟温敷上，冷则再换，易十余次，不痛者知痛。如痛在肉里者，须肿痛出外可生，再以猪胆汁，熬紫色，研末，醋调，涂四围，中留一孔，三五次即效。

七厘散　治一切无名恶毒，诸药不效者。
赤链蛇，烧炭存性，研细末，米糊为丸，如芥菜子大。每

服七粒，重证者加至十四粒，好酒下，四五服全消。此方甚
效。孕妇忌服。

肠痈方^{*}　小腹坚硬如掌而热，按之则痛，肉色如故，或
焮痛微肿，小便如淋，汗出憎寒，脉气紧实者。

白明矾四两　肥皂角十五个，煅存性　雄黄一两　大黄一两，酒
拌蒸

共为末，和匀。每服三钱，酒煎金银花五钱下。有脓，从
大便出；无脓，暗消。不泄，再服。若腹肚胀大，转侧闻有水
声，或绕脐生疮，或脓从脐出，或大便下脓血色黑者，皆恶
证，不易治。如脓出收口，白木耳淡煮猪大肠，食之即效。

肺痈方方二

鱼腥草，水煮，不住口食之，神效！

以鱼腥草三两，捣烂，加陈绍酒两中碗，煎一碗，服之
立愈。

肛痈生疮，不论年近年远，黄牛牙齿一个，炙炭令透，研
细，以好福珍酒冲服，量高者不妨多饮。如久年生管者，服三
次，立愈。但水牛牙切不可用，慎之！慎之！

乳痈方^{*}　红肿发热疼痛者是痈，坚硬腐烂者是疽。

大瓜蒌一个，打碎　当归三钱　甘草五钱　没药去油，一钱，研
末，冲服　乳香去油，一钱，研末，冲服

上三味，以①水、酒各一碗，煎一盅，去渣，滤清，调入
乳香、没药服。

乳岩方^{*}　此病先因乳中一粒，大如豆，渐渐大如鸡蛋，
七八年后方破，则不可治矣，宜急服此药。

生蟹壳，炒锅内焙焦，为末，每服二钱，酒调下，日日服
之，不可间断。

又方

---

①　上三味，以　原作"以上三味"义未明，据文义改。

用大瓜蒌一个，半生半炒，酒三盅，煎至二盅，食后服。

妇女乳岩①方四

乳上生痈，在阴分者，名乳岩，肝郁所致，厥阴病也。因循日久，不治之证。初起之时，即以蒲公英捣汁，陈绍酒或福珍酒冲服，立愈。**如无鲜者，取根捣汁亦可。**

用橘核一两，炙炭，均三次服，陈酒送下。

用大瓜蒌一个，薄荷四分，桔梗五分，木通四分，制半夏三分，花粉三分，生甘草②节三分，以水三杯，煎至一杯③。右痛侧右睡，左痛侧左睡。

外用鲜芙蓉花，捣烂敷上，泡起即消。如干花瓣，用鸡蛋清、醋调敷。

对口疮方三＊

大鲫鱼一尾，入瓷钵内捣烂。入头垢二三两，拌匀，厚敷上，中留一孔，外以纸贴之，一二日即愈。

用芭蕉根四两，洗净，捣烂，热酒冲服。

用鲜橄榄核数枚，瓦上炙存性，研极细末，以生桐油调匀，用鸡毛蘸刷对口四围，露出头，勿令干，干则再敷。此证初起，敷之即散。

茄脚首乌汤　治对口。

鲜茄蒂七个　鲜首乌七钱

水煎服，一服出脓，二服即敛，三服立愈，或水酒各一碗煎服，亦可。

七宝丹　专治搭手发背，历有效验。

牛黄一分　淘丹三钱　铜绿三钱　陈石灰一两

以上共研细末，用鸡蛋清、香油调匀，再用坏黑油伞上黑

---

①　岩　原作"患"，据文义改。

②　草　原脱，义未明，据此药名称补。

③　煎至一杯　其下脱服法。

纸缝成口袋，纳药于中，用线缝扁，对患处一面，用针戳成小眼，以线系挂患处，轻者一袋可愈，重者两袋即愈。

治一切阴证恶疮毒疖初起，色白，不甚肿，附骨疼痛，敷药提出阳分：

生半夏　生山栀　生白芥子

上各等分，飞面、葱汁、白蜜调，围顶上，留一小孔，干则以葱蜜汁润之，一日两换，自然红肿高起。

治阴证疽发方[*]

艾叶一斤　硫黄　雄黄各五钱

以水同煮半日，捣烂，俟温敷上，再煮再易，十余次。知痛者可生。

治阴证敷药方

山栀　苦杏仁各二十一粒　北细辛二钱　青壳鸭蛋清一个　白萝卜一小个　生葱头二个，连须　飞面一合①　蜜一两

上药研末，捣烂，寒天隔汤炖温，敷患处，每日一换，敷三次即消。

治阳证围药方

花粉　黄柏　姜黄　薄荷叶　人中白　大贝母　五倍子芙蓉叶各三两　白芷　南星　白及　白蔹各两半　大黄　小粉②各五两

上共为末，敷患处。

拔毒异法

以极细铁屑，用好醋煎二三沸，捞醋中铁屑，铺于患处，上好活磁石一大块，频频吸之。阴证用此，其毒自出也。

清凉救苦散　治一切天行时疫，头、面、耳、鼻、腮、项、颈红。

---

① 合　原作"大"，据文义改。
② 小粉　其义未明。

大①黄煎浓汁，将炉甘石放在银罐内，烧极红，收汁，约九次，以甘石酥为度，晒干，研细。加冰片五分，治口碎，点②甚妙。加珍珠少许，治下疳，可生肌长肉。凡有热毒，配三白头升药，人乳调敷，立愈。

提药方 治诸毒不起，敷之立起。

藤黄　雄黄各三钱　蟾酥　红药③各二钱　冰片　麝香各一钱　蓖麻子肉一两

先将蓖麻子④去皮，打如鱼冻水，入诸药，打成膏，瓷罐收贮，勿令泄气。按：此方与砂藤散相较，斟酌其分量，该用藤黄、雄黄各三钱，红药三钱或四钱，冰片、蟾酥或不用，麝香或三分，再宜加辰砂一钱。

大提药方 围敷初起对口、发背、恶疽，四五日即可消。

雄黄　藤黄　麝香各一钱　朱砂三分　蓖麻子肉要不老不嫩，三钱　红升药一钱五分，如用一钱，则略缓难效

先将蓖麻子肉⑤研如泥，后和各药，研烂，用象牙匣封藏，外用虎皮包好，则不泄气。

黄提药方 治一切恶毒，未成可消，已成用之化腐，疔毒更妙⑥。

郁金　雄黄　藤黄各二钱　牛黄　蟾酥　硇砂　麝香　冰片各五分　巴豆肉八钱　蓖麻子肉⑦

上各研细、捣碎，遇证放膏药上少许贴之。

------

① 大　原脱　据文义补。

② 点　其下原衍"眼"字，据此药治症删。

③ 红药　即后文之"红升药"、"红升丹"。

④ 子　原作"肉"，据前文"蓖麻子肉一两"、后文"去皮"改。

⑤ 肉　原脱，据上文"蓖麻子肉"、下文"研如泥"补。

⑥ 治一切恶毒……疔毒更妙　原在"放膏药上少许贴之"下，据文义移。

⑦ 蓖麻子肉　其下脱分量。

白灵药

炉甘石—两　黄连—钱　黄柏　黄芩各二钱

将三黄煎浓汁，将甘石放在银罐内烧热、红，收汁，约九次，以甘石酥为度，晒干，研细。加冰片五分，治口碎，点甚妙。加珍珠少许，治下疳，可生肌长肉。凡有热毒，配^①三白头升药，人乳调敷，立愈。

红升丹　　名五灵升药

水银　白矾各五钱　朱砂　雄黄各二钱五分　火硝八钱

上，照升法升之。凡一切无名肿毒，如久溃肉^②败，四边紫黑色黯^③，将灵药水调研稀，以鸡毛扫于黯肉上，立刻红活，死肉脱去，再上生肌散，即收功。凡通肠痔漏，将此药以纸卷成条，插管内七日，其管即随药脱去。

白降丹　　名夏冰对配丹

水银　净火硝　白矾　皂矾　炒白盐

以上药各九钱。炼法：将前药共研至不见水银星，盛于大倾银罐内，以微火熔化，火急则水银上升走炉，须用烼炭^④为妙，熬至罐内无白烟起，再以竹木枝拨之，无药屑拨起为度，则药吸于罐底，谓之结胎。胎成，用大木盆一个，盛水，木^⑤盆内置净铁大盆一个，以木盆内水及铁盆之半腰为度，然后将前结就之胎，连罐覆于铁盆内之居中，以盐水和黄土封固罐口，勿令出气，出气即走炉。再用净灰铺于铁盆内，灰及半腰，将灰按平。不可摇动药罐，恐伤封口，即要走炉。铺灰毕，取烧红栗炭攒铺罐底，用扇微扇，炼一炷香，谓之文火，

---

① 配　原作"凡"，据前文"凡有热毒，配三白头升药"文例改。

② 肉　原作"内"，据文义及下文"扫于黯肉上"文例改。

③ 紫黑色黯　原作"紫色黯色"，据文义改。

④ 烼炭　吴地方言，指松脆易燃之木炭，也作"浮炭"、"麸炭"。

⑤ 木　原作"水"，据文义及下文"以木盆内水及铁盆之半腰"文例改。

再略重扇，谓之武火，再炼一炷香①，炭随少随添，勿令间断，而见罐底，即退火。待此日盆炭冷定，用扫②帚扫去盆灰，并将封口土去净，开看铁盆内所有白霜，即谓之丹，以瓷罐收贮待用，愈陈愈妙。其罐内原胎，研，搽癣神效。若恐胎结不老，罐覆盆内，一遇火炼，胎落铁盆，并无丹降，亦为走炉。法用铁丝作一三脚小架，顶炉内，撑住丹胎，才③为稳妥④。此丹，若遇痈疽、发背、疔毒、一切恶毒，每用一厘许，以津唾调，点毒顶上，以膏药盖之，次日毒根尽拔于毒顶上，结成黑肉一块，三日即脱落，再用升药数次即收功。此丹用蒸粉糕，以水少润，共和极匀，为细条，晒干，收竹筒内，名为锭子。凡毒成管，即约量管之深浅，插入锭子，上盖膏药，次日即⑤脓。如此一二次，其管即化为脓。管尽，再上升药数次，即收功矣。此丹比升丹功速十倍，但性最烈，点毒甚痛。用生半夏对换，再加冰片少许，能令肉麻不痛。

又方

水银—两　青盐　皂矾各二两　火硝二两半　硇砂　雄黄　朱砂各三钱　白砒五分　明矾二两

上共研匀，放阳城罐内，微火煨干，后降三炷香，候冷⑥，取药，不可放生人鸡犬冲破。石肿，毒未成名件者，用醋调，点患处头上，看毒大小，如桐子大泡起，毒即消。若已成，不肯穿者，即用此丹⑦，将膏药贴头上，半日即穿。

---

① 再炼一炷香　原在"而见罐底"下，据前后义移。
② 扫　原脱，据文义补。
③ 才　原作"再"，据文义改。
④ 妥　原作"要"，据文义改。
⑤ 即　原作"挤"，据文义改。
⑥ 冷　原脱，据文义补。
⑦ 丹　原作"丸"，据文义改。

又方

水银　火硝　生矾各五分　食盐二分

上共研末，倾入①银罐内，炭火上文火煎滚，滚至边上先起焦黄色，候至满面俱焦黄米为度。将罐离火候冷，再用圆正擂盆一个，里面须拣光细者，将罐连药轻轻倒合在擂盆内，罐口与擂盆缝间，须用绵纸调墨水润湿，加盐泥封固，然后将擂盆坐于大水盆中，罐底上先加文火，用扇扇之，先文后武，煅至五寸线香尽②为度。退去炭火，候冷，先扫去罐口外盐泥，然后开罐，取降于擂盆底内之药。药色以洁白如霜者为上，若青、黄、黑色者，不可用。或以银簪脚为磨壳刀头，略沾微唾，蘸药在上，即刻起锈者为佳。每用，用新棉花蘸药，戭③些些于膏药上，比升药更要少些，贴后两杯热茶时即发痛，半日即止。毒重者每日一换，毒轻者贴两三日亦不妨。若贴大肿，膏上先放些麝香、阿魏，然后上此药少许贴之。若要做咬头药、代针丸，将曲糊以竹片拌匀，做成细条，切作芝麻粒大，放膏心中，对肿心贴之。不可沾在指头上，沾则要疼痛、发泡、退皮。此药陈久者少痛，性和缓，却要多用些。如第一次降完，开出，倘药色不白，可将罐内之药刮尽，此药无所用处。只将降于擂盆底内之药刮出，另将水银、火硝、生矾各五分，食盐二分，并将擂盆内降不透之药，与头四味④一并研和，重新再入银罐，依照⑤前法降之。此药若一次降不如法，不妨两次三次连降，即降至十数次，方能降好，计算已有水银五钱在内矣。每次只要将银罐铲净，或另换新罐，每次只要水

---

① 倾入　原作"入倾"，据文义乙转。
② 尽　原脱，据文义补。
③ 戭　字书无此字，其义未明。
④ 头四味　原作"四味头"，据文义改。
⑤ 依照　原作"照依"，据文义乙转。

银、火硝、生矾各五分，食盐二分，直降到好方止。初起煅①时，须要火候得法，若火候不及，则罐中结胎尚嫩，水银尚活，倒合转来，非连胎堕入擂盆底内，即活水银先流②入擂盆底中。若火候太过，胎结太老，非水银先已飞去，即有降不下之病③，总以结胎不嫩不老为度。用焊炭火最得法。凡疮毒已穿破者，忌用。

代针膏　治疡疮脓熟不溃。

乳香二分　白丁香　巴豆炒黑　碱各五分

上为末，热水调，点疮头，干则常以碱水润之。

又方

桑木灰七钱　矿子灰五钱　荞麦楷灰　茄棵④灰各一两

上四味，放锅内，水五碗，滚十数滚，用布袋滤去渣，将水从新用铁勺熬至一小杯，存用。如肿毒，数日内有脓，不得自破其头，如疮大者，将此药在头上画一十字，即破，其脓就出。诸般大疮，有疔角、腐肉不脱者，用此药水洗之，即去。又点面上黑痣雀斑，神效！

透骨丹

蟾酥　硼砂　轻粉　巴豆各五钱　蜗牛二个　麝香一分

先将药研细，后入巴豆再研，入瓷瓶收贮。每用少许，乳汁化开，将疮头轻轻拨破，挑药如米粒大，纳于疮口，外以膏药盖之。

生肌散即名海龙粉

龙骨　血竭　红粉霜　乳香　没药　海螵蛸　赤石脂各一分　嫩石膏一分

上为细末，敷上极效。

---

①　煅　原作"煎"，据文义改。
②　流　原作"溜"，据文义改。
③　病　败也。
④　棵　原作"科"，据此物名称正之。

大凡诸生肌散内，要配红粉霜。若要去腐生肉，每生肌散一两，配入粉霜三分或五分。如治下疳等疮，每两只配入一二分。

又方

血竭　象皮　蚌壳炭　大贝母　龙骨各一钱　赤石脂　熟石膏各二钱　儿茶八分　乳香六分

收口搽药

龙骨一钱，煅熟　厚象皮二钱，煅　熟石膏五钱　儿茶　轻粉乳香　琥珀各五分　没药二钱，去油　白螺蛳壳煅，末，二钱

上共为细末，搽上即愈。

又方

灯草灰　白螺蛳壳煅，末　旧黑伞纸煅灰　轻粉各三分　冰片　珍珠各五厘　血竭二分

八宝丹　治腐肉已尽，新肉迟生，搽上立效。

乳香　没药各去油　血竭　轻粉各三钱　儿茶　龙骨　铅粉各一钱　冰片五分

共为极细末，用笔管绷细纱筛疮上

润肌散　治一切疮疖结盖后干痛，及冬月手足冻裂，并汤火伤。

当归　生地各五钱　真麻油四两

将药入油内，熬数十沸，去渣，加黄蜡一两，瓷瓶收贮。

一方，用黄蜡七钱，白蜡七钱。

麻药方　此系外科动刀针不痛之药。

白芷　制半夏　川芎　木鳖去壳，依法炮制　乌药　皂角当归　大茴香　红木香各二两　木香五钱　川乌　草乌各一两，俱生用

共为细末，每服一钱，好酒调下，麻木不知疼痛。若人昏沉，用盐水饮之，即解。

又方　名孙武散

荜茇　生半夏　南星　肉桂　乳香　没药　胡椒各一钱

川乌　三七　蟾酥　草乌各二钱　丁香八分　麝香少许　花蕊石

二钱半　凤茄子二钱

共为细末，入瓷瓶内，临用敷之。

巴膏方　专治一切无名肿毒，痈疽发背，对口搭手等证，真仙方也。惟疗疮贴之有害。

象牙六钱　血竭二钱，研　穿山甲六钱　儿茶二钱，研　番硇砂三钱，研末　血余一两二钱　山栀子八十个，去壳

上，加桃、柳、槐、杏、桑嫩枝各四两，用大麻油二斤，先将五种树枝煎枯，取出，入象牙、穿山甲，煎化，再入血余，煎化，再加山栀子，煎枯，用丝绵滤去渣，将前油复入锅内，熬沸，去火，少定，入炒过黄丹八两，搅匀，将锅取起，再入血竭、儿茶、番硇砂，细细搅匀，已熬成膏，倾入瓷钵盛贮。如用，须隔一年，方可施送，否则新膏贴上，要发痒耳。摊时隔水煎化，贴时不用火烤。

按：硇砂颜色，要紫明者佳，宜藏碗内，须用桑皮纸封口，不可受潮，倘受潮湿，即化为水。盖硇砂乃卤浪所结成者，要赤日晒几天，可以成块。此①药秉阴毒之气，含阳毒之精，破积攻坚，无出其右。余家修合，每料硇砂加重一倍，故用三钱。修合之人，俱要吃素，并要虔供香烛，斋戒沐浴，然后下丹。修后之时，妇女鸡犬，断不可见，若见之，则锅内药料，俱变为火矣，慎之！慎之！！

一粒丹　专治一切无名肿毒，对口搭手，痈疽发背等证。已成者即溃，未成者即消。

全穿山甲一只，重二十四两，分四足法制，炙黄色，一足用米醋炙，一足用松萝茶煎汤炙，一足用麻油炙，一足用苏合香油炙　真西牛黄三钱　镜劈砂四钱，水飞　真濂珠三钱　原麝香四钱　梅冰片四钱　明雄

_____

① 此　原作"共"，据文义改。

黄四钱　杜蟾酥一钱二分，用人乳化，饭锅蒸，或用烧酒化亦可。

上药择吉日法制，各研极细末，用方内蟾酥化入，再加苏合油，拌捣千下，至光亮为度，为丸，每粒重五分，晒干，用白蜡封固，晒干，每重三分。倘穿山甲或轻或重，各药亦照数减增，虔诚合制。屡试屡验，救人无数，此丹用人乳化开，真陈福珍酒送下，每服一丸，量佳者不妨多饮，将患处覆暖，证重者倍服。又，治小儿惊风，用陈胆星一分，钩藤钩三分，橘红三分，煎汤化服一丸。又，治闷痘初起，用芦根煎汤化服一丸。倘合成施送，须问明病证发药。如有怯弱人吐血，疔证及孕妇，皆忌服。

仙传三妙膏　专治无名肿毒，痈疽发背，对口疔疮，湿痰流注，杨梅结毒，瘰疬马刀，妇人乳疽，小儿丹毒，汤火烧灼，蝎蝥蜂虿①，金刃所伤，出血不止。或跌仆打伤，疼痛难禁，或风寒湿气袭入经络，以致骨痛筋挛，或湿热横入脉络，闪腰挫气，动举难伸，并大人小儿五积大聚，男妇之痞块癥瘕，皆宜用之。此膏贴上，未成即消，已成即溃，溃后即敛，故名三妙。

千金子　荆芥穗　金银花　明天麻　川大黄　上肉桂　牛蒡子　白附子　海风藤　川黄连　穿山甲　天花粉　刺猬皮　高良姜　片黄芩　黄柏　红花　细辛　贝母　苦参　草乌　甘草　防风　牙皂　连翘　鳖甲　巴豆　牛膝　麻黄　苏木　乌药　僵蚕　蓖麻子　白及　桃仁　羌活　黄芪　全蝎　防己　血余　当归　半夏　柴胡　大戟　白蔹以上各五钱　蜈蚣三条　蛇蜕一条　紫荆皮　石菖蒲　独活　赤芍药　白蔹以上各二两

上药切片，用香油二百两，入大锅内，浸七日夜，再加桃、柳、桑、槐枝各二十一段，每段长寸许，慢火熬至药黑枯色，滤去渣，将锅拭净，再以密绢，仍滤入锅内，务要清洁为

① 虿（chài 瘥）　原义蝎子一类毒虫。在此借作蜂螫。

美，再用文武火熬至滴水成珠，大约净油止得一百六十两为准，离火，入上好飞丹八十两，以一手持槐木棍，一手下丹，不住手搅匀，成膏，再入后药：乳香　没药各八钱，去油　血竭　雄黄各五钱。

此四味，另研，先入，搅匀，再入后药：

木香　沉香　檀香　降香　枫香　丁香　麝香　藿香各五钱　珍珠　冰片各一钱

此十味，徐徐添入，搅匀，再入樟脑五钱，成膏，收贮，听用。功效难以尽述。

秋水丸　专治湿热痰火积滞，并一切疮疡肿毒，瘀阻停经等证。燥结者服之能下，而泻利者服之能止，是乃升清降浊之妙方也。

生军十斤　煮酒一百五十斤

法用锦纹大黄一味，置于缸内，煮酒一坛，泡而晒之，俟其浸透发软，切作厚片，日晒夜露，历百日百夜方可用，以黑透为度。干则加酒，时刻移缸就日，并须时刻翻动，以免上干下湿之患。恐其积酒过夜而酸，至交霉之时，须晒令极干，装入坛中。俟交伏天之后，再行取至缸内，照前加酒翻晒。伏天风燥日烈，可以日日加酒。交秋之后，得酒已多，一经夜露，即觉潮润，而加酒亦宜酌减。到九十月间，色已黑透，然后杵和为丸，如桐子大，贮于瓶内，每服三四钱，开水送下，甚有奇效。凡制此丸，晒则贵于伏天，露则重于秋夜。最宜慎者，黄霉阴湿之时，秋雨淋漓之候，日间尚易经①心，而昏夜更难留意。一或凄风苦雨，任其飘零，烈日炎天，听其霉湿，则不得其法，往往发酸而臭，甚至霉变生虫，以致前②功尽弃。是

---

① 经　原作"惊"，据文义改。
② 前　原作"全"，据文义改。

以制法虽易，而成功实难也。余则从事于此，已三及瓜期^①，备悉其法，故录之以告同志。

乌龙膏　专治痈疽发背，对口搭手，一切无名肿毒恶证。未成者之即消，已成者贴之即溃，可以不假升丹之力，而能去腐止痛，拔毒收敛，功效如神。

当归　白及　连翘　蝉蜕　大红扛各二两　独活　羌活　川乌　草乌各一两　细生地　血余　大黄　金银花　马钱子各四两　麻黄一两五钱　泽兰五钱。以上各药，切片，熬膏　全蝎二两　穿山甲二两　蛤巴五十只，活放油内　瞎地鞭两条，活放油内　蜈蚣大者百条，须活者

上用麻油五斤，桐油八两，入锅内，并桃、柳、桑枝各三十段，每段长三寸许，生姜八两，葱八两，将枝煎枯，取出，乃令丐者将瞎地鞭活放入锅内，急将锅盖揿住，蛇在油内，跳跃不止，至不动时，又入活蛤巴，然后将穿山甲、全蝎、蜈蚣并前药十六味熬至药俱枯黑，乃滤去渣，将锅拭净，再以密绢，仍滤油入锅，用文武火熬至滴水成珠，将锅离火，再入上好飞^②丹三斤，以一手下丹，一手持硬木棍不住手搅匀，成膏，再入后药。

乳香　没药各三两，去油　麝香　冰片各五钱

上四味，另研，徐徐添入，搅匀成膏，收贮，听用。

太白九转还原丹　专治一切无名肿毒，痈疽发背，烂腿臁疮，瘰疬人咬，无不应手效验。

南星　白芷　半夏　花粉　川乌酒浸，去皮　草乌去皮尖　川贝母各三钱　麝香一钱　山慈姑去毛　吸铁石各五钱

上药俱用生晒，研末。凡治疮大者，用银挖耳抄^③药二三

---

① 瓜期　原意任满更代之期。瓜一年一熟，在此借作一年。
② 飞　原作"洋"，据文义及前文"入上好飞丹"文例改。
③ 抄　原作"超"，据文义改。

挖耳，入于疮口，小证则放膏药中心，未成者内消散，已成者即溃脓，脓出后自能长肉生肌，始终不易别药。或肿毒陷至紫黑色，不能收口，先用清米泔煎滚，待温洗之，自然紫黑色转红润，易生肌肉，数日即愈。凡出脓，宜洗净。

回阳玉龙膏　专治背疽阴病，不肿高，不掀痛，不发热，不作脓，及寒湿流注，鼓风久损，冷痛风痹，诸湿脚气，手足顽麻，筋骨疼痛，及一切皮色不变，漫肿无头，鹤膝风等证，但无皮红①肌热者，一概用之，皆效。

草乌三两,炒　军姜三两,煨　南星一两,煨　赤芍一两,炒
白芷一两　肉桂五钱

上制毕，共为细末，稍加飞面，使其易粘，热酒调敷。

玉红膏　专注痈疽发背，对口大毒，腐烂孔深，洞见膈膜者，用此填塞疮口，自能生肌长肉收口，诚外科之圣药也。

当归二两　白芷五钱　紫草二钱　甘草一两二钱

上以麻油一斤，将前药浸七日，然后入锅，煎至药枯，滤去渣，将油再熬，至滴水成珠，下白蜡二两，搅匀，再下研细血竭四钱，待冷，再下轻粉四钱，待成膏，盖好听用，愈宿②愈佳。凡疮口深陷，以新棉花蘸涂此膏塞之，即日可痊。不得加减，恐反不效。

活命饮　专治痈疽发背，对口脑疽，瘰疬痰核，疔疮恶毒，湿痰流注，一切无名肿毒、大小疮疖、内痈等证，俱可服，未成者即消，已成者即溃。亦能散风行瘀，活血解毒，消肿定痛。其药性和平，疏通脏腑，功效甚速，药力之妙，不能尽述。

当归尾一钱五分　红花一钱　皂角刺一钱　沉香一钱　石决明一钱　羌活一钱　穿山甲一钱　连翘一钱,去心　威灵仙一钱五分

---

① 皮红　原作"红皮"，据文义乙转。
② 宿　积久也。

花粉一钱　滴乳香一钱，去油　没药一钱，去油　金银花二钱　白芷一钱　甘草节一钱　防风一钱

上，加苏木一钱，陈酒一杯，水煎服。

铁箍散敷药方

生大黄二钱　苍术一钱　芙蓉叶二钱　姜黄二钱　天花粉二钱　白芷一钱　川羌活二钱　山慈姑二钱　川乌一钱　乳香一钱　陈皮一钱　没药一钱，去油　南星一钱　黄柏二钱　雄黄一钱　冰片一分　厚朴一分　麝香一分

上药共研细末。凡遇皮无二色，阴毒之证，用葱汁和蜜调敷；漫肿无头，用好米醋和敷；红赤肿痛发热，用清茶和敷。

以前二方，真人遗传，照前诸证，内服活命饮，外敷此药，立有神效。

不二膏　专治痰证，疬串乳疬，一切无名肿毒，其效如神。

金石斛十六两，去根，洗，切片　乳香四两八钱，去油　真川贝十六两，去心，研　没药四两八钱，去油　明天麻六两八钱，洗，切片　甘草六两四钱，洗，切片　巴豆肉五两四钱，去油，研

上用大麻油十二斤，浸药数日，煎时下雄黄[①]、活鲫鱼（不去鳞）两条（每条重一斤半左右），煎枯，去渣，存油，另用铅粉二斤，研，炒黄色，筛下，收膏。倘疬串乳疬未溃者，少加樟脑于膏上，如已溃者，不必用。修合宜择吉日，斋戒虔诚，妇女鸡犬皆忌见。

治腿痈方　未溃前服。

当归尾钱半　官桂一钱　真汉防己一钱　蚕沙三钱　川独活八分　牛膝梢三钱　乳香一钱　木瓜八分

井水煎，食前服。

---

① 雄黄　其后脱分量。

治阴疽痛发方*

艾叶一斤　雄黄　硫黄各五钱

以水同煮半日，捣烂，候温敷上，再煮再易十余次。知痛者可生。

疔

治疗方名飞龙夺命丹

蟾酥二钱，干者，酒化　血蝎一钱　乳香二钱　没药二钱　雄黄三钱　轻粉五分　胆矾一钱　麝香五分　铜绿二钱　寒水石一钱　海羊二十个，即蜗牛是也　天龙一条，即蜈蚣是也，酒炙黄，去头足　朱砂二钱，为衣

上为细末，先将海羊连壳研为泥，和前药为丸，如绿豆大。如丸不就，入酒，打面糊为丸。每服二丸，先用葱白三寸，令病人嚼烂，吐于手心，男左女右，将药丸裹在葱白内，用无灰热酒三四杯送。于避风处，以衣被覆之，约人行五里之久，再用热酒数杯，以助药力，发出大汗为度。初起者，服二丸即消。如不出汗，重者，再服二丸，汗出即效。三五日病重者，再进二丸，即愈。如疔疮走黄过心者，难治。汗出冷者，亦死矣。如病人不能嚼葱，擂碎，裹药在内，热酒服下。疮在上，食后服；在下，食前服。服后忌冷水、黄瓜、茄子、猪肉、鸡肉、湿面，一切发风、发疮毒物，又忌妇人洗换，狐臭人触之必发。此药活人多矣。

按：疔毒切忌用风气药、发散药，盖疔毒散则死，聚则生，腐则生，不腐则死，须外敷拔疔腐药，内服清凉解毒诸药。凡疔发于头面者，切不可用冷药敷之，逼热毒于喉间，不能生矣。

又方名追毒丹取黄，去疔头脓者。

蟾酥一钱，干用，酒化　蜈蚣酒浸，炙干黄①　硇砂一钱　雄黄二

---

① 炙干黄　其后脱数量。

钱　轻粉一钱　白丁香一钱，无此味，加巴豆①　巴豆七粒，去壳，不油
朱砂二钱，为衣

上俱为末，面调水为丸。如丸不就，用酒打面糊为丸，如
麦粒大，两头尖，入于针破口内，用水澄膏贴之，后用膏药及
生肌散，追出脓血毒物。又，如有黑陷漏疮，四围死败肉不
去，不生肌者，亦用此药追毒，去死肌，生新肉方愈，小者用
一粒，大者加之。病轻者不必用针，只用手指抓动于疮上，以
药敷好，用水澄膏贴之，其疮即时红肿为度，去其败肉为妙。
用之神效，立验。

水澄膏方

将白及末放在盏内，用水澄下去，用纸贴之。以此膏围
贴，则不伤好肉。

治面上生疔，肿大，用活蛤蟆一只，将小刀划开胸前，露
出肝来，取下，贴在疔上，即愈。

治疔毒生在唇上，在大腿弯中紫筋上，用银针刺出血来，
即愈。此名委中穴。

治红丝疔方 *

手足间有黄泡，即起红丝一条，走入心腹，令人闷乱，不
救。皆因大喜大怒，气血逆行所致。急用针于红丝所到之处刺
之，挤出恶血，再细嚼浮萍草根敷之，立愈。

拔疔方

荔枝肉二两　吸铁石一分　雄黄三分
上共捣，分作三饼，分三次敷之，其疔自落。

又方

荔枝肉一二个　蜗牛三四个
上和烂鸡屎，同捣烂，入升药少许，刺破皮肤涂上，疔疮
自出。

---

① 　无此味，加巴豆　此方原有巴豆，"巴豆"二字疑误。

又方

将银簪脚[1]刺破疗头，用多年露天钱锈，或水中者更妙，研如飞面，将四五厘搽入刺孔内，外用膏药护之，疗根丝丝拔尽，愈矣。

又方

荔枝肉、蛤蟆肝、黄丹，同捣，敷之。

治疗方

用患者耳垢、齿垢、手足指甲屑，和匀，如豆大，放茶匙内，灯火上炙少顷，取为丸。将银簪脚挑开疗头抹入，外用绵纸一层，浸湿覆之，痛立止，内服仙方活命饮二帖。兼可治红丝疗。

治疗膏药方

乳香一粒　麝香米大一粒　黄连末　连翘末[2]　桃仁二个，去皮

上同蛤蟆肝、肠、肺三味共一处，入乳钵内，捣如泥，白皮纸一小方，摊膏药，贴患处。三四日连疗揭去。

治疗方

用家园菊花，捣烂，取汁一碗，服下即愈。无花，根、枝捣汁亦可。有此方，诸方可废。

神验疗毒丸

雄黄　大黄　巴豆去心皮，生用。各三钱[3]

上三味，共合一处，用石臼石杵春烂如泥，以飞罗面、陈醋煮糊，同前药捣极烂，为丸，如凤仙子大。病重者二十三丸，轻者二十一丸，再轻者十九丸，单数为度，放在舌上，热

---

① 脚　疑误。据文义，用尖为胜。后同。

② 黄连末、连翘末　其后脱分量。

③ 去心皮，生用。各三钱　原作"各三钱。去心皮，生用"，据文义改。

水送下。服后打呃①则命生，如泄更妙。俟泄三四次，即以新汲水饮之，则止。如病重，不省人事，将二十三丸用滚水化开，从嘴角边灌入。服后将病人扶起端坐，待药入腹中，片刻即便苏醒。初服药时，勿吃凉物冷水，恐不泄泻。忌鸡、鱼、葱、蒜、牛、马、猪、犬，并炙煿、辛热、饮酒、行房，至七日方好，不可疏忽。

按：疗疮乃外科迅速之病，有朝发夕死者，有三日五日不死，至一月半月而终死者。其疮最恶，其毒最烈，治之之方虽多，而应手奏效者实少。此药独有起死回生之功，真可谓之神授。但疗有数种，部位既殊，形色亦别，其发甚微，人多疏忽，若不指明列下，使病者知当急治，勿误也。

火焰疗，其患多生唇口、手掌、指节间，初生一点红黄小泡，搔动痒痛非常，肢体麻木，重则寒热交作，头晕眼花，心烦发燥，言语昏愦，此等出于心经之病也。

紫燕疗，其患多生于手足、腰胁、筋骨之间，初生便作紫泡，次日破流血水，三日后筋烂骨伤，疼痛苦楚，重则眼红目昧，指甲纯青，舌强神昏，睡卧惊惕，此等出于肝经之病也。

黄鼓疗，其发初生黄泡，光亮明润，四边红色缠绕，其患多生于口角、腮颊、眼泡上下，及太阳正面之处，发之便作麻痒，绷急硬强，重则恶心呕吐，肢体麻木，寒热交作，烦渴干哕，此等出于脾经之病也。

白刃疗，其发初生白泡，项硬根突，破流脂水，痒痛骤然。易腐易陷，重则腮损咽焦，毛耸肌热，咳吐脓痰，鼻掀气急，此等出于肺经之病也。

黑靥疗，其患多生耳窍、胸腹、腰肾、偏僻软肉之间，其发初生黑斑紫泡，毒串皮肤，渐攻肌肉，顶硬如钉②，痛彻骨

---

① 呃　原作"噎"，据文义改。
② 钉　原作"疗"，据文义改。

髓，重则手足青紫，惊悸沉困，软陷孔深，目睛透露，此等出于肾经之病也。

红丝疗，起于手掌指节间，初起形似小疮，渐发红丝，上攻手膊，令人多作寒热，甚则恶心呕吐。治之若迟，红丝至心，常能坏人。用针于红丝尽处挑断，出血方妙。

凡治此证，贵在乎早，方易痊可。若分辨不清，以生黄豆，令病人嚼之，不腥者即是。速服此药，百无一失。

急治疗疮神效方

乳香六分，去油　冰片六分　没药六分，去油　玄参一钱　麝香六分　赤芍二钱　龙虎斗五钱，小青蛇与壁虎斗死者

上七味，共为细末，瓷瓶盛贮，勿令泄气受潮。每用一挖耳角于膏药上，贴患处，约一周时，自能穿破，俟挤出血根，即愈。倘治红丝疗，亦贴于起患处，再着红丝头上挑破一二针，略出血一点，用红细绳扎住，如已过小臂，红丝上亦挑一针，即愈。

按：此药之功效，全在挤出血根，拔出疗毒。慎勿以巴膏与散膏药上贴，若贴则有走黄之祸。盖巴膏、散膏主于消散，散则疗毒不聚，故有走黄之祸也。切忌食猪肉、火腿、烧酒、糟腻等发物。如无龙虎斗，乃加斑蝥六钱（糯米同炒黄，拣去米），全蝎六个（洗，去毒、头、足），立马回疗丹六丸代之。

立马回疗丹　此非秘方，因前用，故录之。

治疗疮初起，已用针刺后，又或误灸失治，以致疮毒走散不住，乃疗疮①走黄险恶证也，急用此插之。

硇砂　轻粉　麝香　白丁香　蟾酥酒化，各一钱②　朱砂二钱　乳香六分　雄黄二钱　蜈蚣一条，炙　金顶砒五分

---

① 疮　原脱，据文义及此证名称补。
② 酒化。各一钱　原作"各一钱。酒化"。据文义改。

上共为细末，糊成麦子大。凡遇疔疮，针破，用此一粒，插入孔内，以膏药盖之，待追出脓血疔根为效。

炼金顶砒法① 乃用铅一斤，置小罐内，炭火煨化，投白砒二两于化烊铅上，炼至烟尽为度，取起冷定，打开金顶，砒结在铅面上，取下听用。

拔疔散

白蜡二两，切为粗末 乳香三两，去油，研极细 黄蜡十两，刮为粗片 没药三两，去油，研极细 铜绿五两，研细，绢筛过②再研至无声为度 百草霜五两，研细，过绢筛，再研至无声为度 松香念两③，用桑柴灰煎汁，澄清，入松香，煮烂，取出，纳冷水中少时，再纳灰水中煮，以色白如玉为度 麻油六两

上药，先将麻油入锅内，煎滚；次下制好松香，稍滚；三下白蜡，稍滚；四下黄蜡，稍滚；五下乳香，稍滚；六下没药，稍滚；七下铜绿，稍滚；八下百草霜，滚过数次。于锅内冷透，搓成条子，丸如桂圆核大，藏瓷器内，勿令泄气。专治疔毒，以一丸，呵软，捻扁，贴患处，即黏着不脱（如非疔，贴上不黏着）。顷刻止痛，次日肿消，即愈。已走黄者贴之，亦必霍然，诚疔疮之至宝也。贴后忌荤腥辛辣，沸汤大热，生冷发物，面食、豆腐、茄子、黄瓜、酒，忌水洗，忌恼怒，大忌房事。

取百草霜法④ 须先刮净锅底，专烧茅柴稻⑤草，取烟煤用之。如杂以别柴，烟煤则不验。

治疔妙方

麝香三钱 乳香三钱，去油 上血竭三钱 没药三钱，去油 灵

---

① 法 原无，据文义补。
② 绢筛过 原作"过绢筛"，据文义改。
③ 念两 据诸药用量，此当为十二两或二十两。
④ 法 原无，据前后文例补。
⑤ 稻 原作"百"字，据文义及后文"专烧茅柴稻草"文例改。

磁石三钱，醋炙　　冰片三钱　　苍耳虫三钱，瓦上文火炙净油

上七味，研极细末，瓷瓶贮，勿泄气，用一挖耳角，于膏药上，贴之即愈。

又方

刮取旧铁器上铁锈，研极细，瓷瓶贮。凡疔疮初发时，用陈酒磨广木香浓汁，和铁锈末三钱，仍以酒下之。轻者一服，重者两服，必愈。

消疔散

灶鸡一只　　雄黄　　巴豆①

上三味，共捣烂，放膏药上，贴而扎之，立刻能消。

又方

雄黄一钱，研末　　乌梅肉三个，打烂　　蜒蚰二条

上药共捣烂，涂疔上，根即拔出。

疔疮经验神效方

人耳内屎，取出，先放于疔疮上，再用芋头一个，烧半熟，去皮，捣烂，加陈香油，调敷于疔疮耳屎之上，即愈。重者再敷一次，全愈。

又方

野茄棵根上皮，取下（在泥内者妙，其野茄棵须有子，若无子者，恐防嫩而无用），洗净，捣烂，再用黑枣一个，去核，同捣和，敷于患处，即愈。

眉心疔神效方

粗草纸上，拣内有米谷，取二三十粒，去壳，将米研细，和砂糖，调涂疔上，数次即愈。

疔疮，毒气入腹，呕吐，苍耳草连根、叶共捣，服之即愈。

梅花点舌丹　　治一切疔毒恶疮初起，天行瘟毒，咽喉肿痛

---

① 雄黄、巴豆　均脱分量。

等证。

珍珠六分　乳香二钱，去油　朱砂二钱，水飞　没药二钱，去油
熊胆六分　蟾酥二钱，人乳泡　硼砂二钱　血竭二钱，另研　沉香一钱
雄黄二钱，水飞　麝香六分　西牛黄二钱　樟脑一钱　苦葶苈一钱
白梅花一钱二分

上药共为细末，用人乳化蟾酥为丸，如黍米大，金箔为
衣。若病轻者，两粒；重者四粒。先用无根水送下一粒①，次
取一粒，噙于舌下化之，神效。

疔毒初起方*

凡疔毒初起，急用针刺中心至痛处出毒血，并刺疔四畔十
余针出恶血。即以蟾酥一粒，研碎搽入，上以拔毒膏盖之。针
刺之后，宜用乳香一两（炙去油），绿豆粉四两，和匀。每服
三钱，甘草浓汤下，即护心散。连下数服，可免毒气攻心。如针
之不痛，其人眼黑，或见火光，若呕，直视谵语，如醉者，皆
不治。

初起疔毒，不论面目、口鼻、唇颈、四肢前后，忽生一
疱，或紫或黄，或黑或麻木，疔也。早发暮死，立即用扎鞋底
针将患处刺孔，挤出紫黑恶血，挤尽，见红血而止，然后再
医，迟则不救。

疔初起，将蜘蛛一个，放在痛处，必定咬住，俟蜘蛛渐见
腹饱，取下，贮在水中，救其命，任其自去，又将一个放在痛
处，又如前，取下，放去，再贴膏药，疔毒自解。

内消疔毒神方

专治五色疔疮初起，或有小白头一粒，或
痒或麻木，憎寒发热，及疔毒走黄黑陷，昏愦呕恶等症。此药
兼治对口脑疽，发背痈肿，无名大毒。屡试屡验，胜于飞龙夺
命丹也。

猪牙皂荚切碎，去皮弦子，炒，研，净末三钱　真干蟾酥切薄片，一

---

① 一粒　原无，据文义补。

两　麝香①去净毛，三分，研末②　生明矾三钱，研末

先将蟾酥用滴花烧酒浸软，加入矾、皂、麝三末，和匀，捣为丸，如绿豆大，晒干，收贮，每服一丸，将葱白衣裹药，以好酒送下，势重者每日服二次。此药每服止可一丸，在极急危之证，必其人体壮实者，服二丸，多服恐致呕吐，慎之！慎之！！

疔生唇口方二

唇口生疔，并连七个，头肿如斗，心神昏愦，此名七星赶月，急用蛔虫，捣烂涂之，顷刻疮流黄水，肿消神清。再看大腿弯，有紫筋起者，急用针刺破，以手挤出恶血，无不应效如神而即愈。

一法，如无蛔虫，取活粪蛆数十条（即五谷虫也），白矾三分，加蟾酥少许，同捣烂，涂疔上，亦即疔破，疮流毒水。

疔毒走黄方*

生疔人误食猪肉走黄者，急捣芭蕉根汁，多服之，立效。

拔疔散

番硇砂　白丁香　轻粉　蜈蚣各一钱　全蝎　麝香各二钱
金顶砒六分

均制为末，取蟾酥一钱，烧酒浸化，同捣和丸，如芥子大，宜带长，以便插入疔孔。

治疔急救方

家菊花叶，捣汁一碗，冬间用根。生甘草四钱，另煎浓汁半盅，和入菊汁内服之，重者二三次，再无不效。如一时无鲜者，以茶菊四两，甘草四钱，煎浓汁服之。《肘后方》云：生疔垂死者，菊汁入口即活。

---

①　麝香　其上原衍"当门子"三字，"当门子"乃麝香别名，因删。

②　研末　原脱，据下文"加入矾、皂、麝三末"补。

立消疔疮外治神效方

松香二十两，制法附后　　没药三两，研极细末①　　白蜡二两，切为粗末　铜绿五两，研细，过绢筛，再研至无声为度　黄蜡十两，刮取粗片　百草霜五两，研细，过绢筛，再研至无声为度　明乳香三两，研极细末　麻油六两。

选吉日，净室焚香，斋戒，虔诚修合，忌妇人、鸡、犬及孝服人见。用桑柴火，先将麻油入锅，煎滚，次下松香，候稍滚，三下白蜡，候稍滚，四下黄蜡，候稍滚，五下乳香，候稍滚，六下没药，候稍滚，七下铜绿，候稍滚，八下百草霜，滚过数次，于锅内冷透，搓成条子，丸如桂圆核大，藏净瓷瓶内。临用，每以一丸，呵软，捻扁，贴患处，顷刻止痛，次日肿消，即愈。已走黄者贴之，亦无不霍然，神速之效，百发百中，疔疮药之至宝也。此方活人甚多，是当广为传扬。贴后忌食腥荤辛辣，沸汤大热食，生冷发物，面食，豆腐，茄子，黄瓜，酒，忌水洗，忌恼怒，大忌房事。

制松香法：用桑柴灰②煎汁，澄清，入松香，煮烂，取出，纳冷水中少时，再纳灰水中煮，以色白如玉为度。

取百草霜法：先须刮净③锅底，专烧茅柴稻草，取烟煤用。如以别种柴，入用④则不验。

四虫丹　治诸般疔疮发背，一应恶疮，神效！

芙蓉叶　紫花地丁各一斤　千金子十两，去油壳　桑虫一两，炙干　活桑一两，晒干，或炙干亦可　姜汁　大蒜汁各半斤　葱汁五两

上药，用阴阳水四斤，煎至半斤，去滓。再用江蚝三两，麝香三钱，雄黄一两（研），蜈蚣一两（研），烧酒三两，和⑤

---

① 极细末　原作"细极末"，据文义及前后文例改。

② 灰　原作"火"，据前文"用桑柴灰煎汁"、后文"再纳灰水中煮"文例改。

③ 净　原作"尽"，据文义及前文"刮净锅底"文例改。

④ 入用　原作"用入"，据文义乙转。

⑤ 和　原作"盛"，据文义改。

倾银罐内，将铁油盏盖定，炭火升过，候酒尽即起，再用烧酒
一斤，并后五味药内，熬成膏子，用瓷器收贮。临用时，以井
水化开，围患处，如火之热，其毒即时消退。可收下，再治后
人。如不煎膏，将前药晒干，洒烧酒，再晒，酒尽为度，作
末，收藏，临用时筛细，以井水调围亦妙。

神效千捶膏　专治疮疡疔毒初起，贴之即消，及治瘰疬，
连根拔出，小儿鳝拱头，大小臁疮，久不收口用之。

白嫩松香四两, 拣净　巴豆肉二钱, 去油　蓖麻子仁七钱　木
鳖子三个, 去壳　乳香二钱, 去油　杏仁一钱, 去皮尖　没药二钱, 去油
铜绿一钱, 研细

上合一处，石臼中捣三千余下，即成膏矣，取起，浸清水
中，用时随疮大小，用手捻成薄片，贴疮上，用绢盖之。

血疔，刺破出血不止，用真麻油一盏，服下即止。

鱼脐疔方*

丝瓜叶　连根葱白　韭菜

三味同捣烂，取汁，以热酒和服，渣贴腋下，病在右手贴
右腋，左手贴左腋，左脚贴左胯，右脚贴右胯，在中贴脐
心①，用绵缚住候肉下红线处皆白则散矣。须令人抱住，恐其
颠倒，则难救矣。

水疔，蜗牛同菊叶捣烂敷之。如无菊叶，以野苎麻头代
之。初生白头，痛而兼痒，亦带黑色，不在部位，不发寒热
者，易治。

手指罗疔，菊叶捣之，和酒服三次，外以苍耳子内虫一
只，捣敷疮口，上以药膏盖之，数次效。夏秋，取苍耳子内或
梗内虫，以麻油浸，入瓷瓶内。如遇疔疮肿毒，将虫敷疮口，
并冲酒服，其效神速也。

---

①　脐心　原作"心脐"，据文义乙转。

广疮　结毒

治广疮结毒神效方

川芎　当归　金银花　天花粉　防风　生半夏　川贝母　海螵蛸去皮，水飞　白芷各一两　南星两半，姜汁制

用土茯苓一斤，米泔浸，竹刀刮①去皮，捣烂，不犯铁器，放砂锅内，用水四碗，将竹箸量定深浅，再加水四碗，煎至四碗，将前药②十两五钱投入，再加水四碗，煎至四碗，滤去滓，一日内服尽。忌盐与一切毒物、发物，粥饭只可淡吃。轻者一料，重者两料全愈。

一方，每日调入八宝丹一分二厘。

八宝丹方

真牛黄一钱　血琥珀二钱　珍珠二钱　冰片一钱　钟乳石五钱　飞面八钱　辰砂二钱　飞滑石四钱

又方

胡黄连　宣黄连　大川芎　牛膝各二钱　猪胰脂一个　皂荚子七粒

先将土茯苓一斤，以石捶碎，用水八碗，煎至六碗，入前药，煎至五碗，入胰脂，再煎至四碗，温服，仍用水四碗，煎至二碗服。第二次煎时，用竹箸在罐内逐碗量定水痕。此疮必先吃毒物发透，然后服此二三服，疮势便觉稍可矣。后剂再加薏苡仁、当归各二钱于前方内，照法煎服。重者不过四五剂，轻者无出两三服，遍体贴然，且无结毒之患。脱痂后，再服排

---

① 刮　原脱，据文义补。
② 药　原作"末"，据文义改。

毒散数帖，尤妙。前药俱不可犯铁器，切忌饮茶。

治头面结毒方

蕲艾一两 川椒八钱 麻黄去节，三钱 川芎二钱 白茯苓二两 猪头天灵盖骨火煅存性，五钱

上研极细末，蒸饼丸如绿豆大，饭后白汤下三钱，三四日疮口干燥不臭，是其验也，服至疮平方止。

治杨梅疮方

雄黄钱半 轻粉一钱 杏仁三十粒，去皮

上共为末，用雄猪胆汁调搽。此武定侯府中方也。

一方，用艾火灸先起第一个五壮，每日空心服麻油一杯，其疮自愈，永不结毒，乃最妙简便方也。

又方

凡一切杨梅广疮，周身红块广粟，不论初起，已经溃烂者，先用茯苓、木通、防风、荆芥各一钱，当归二钱，生黄芪三钱，麻黄一钱（大热有汗时少用），用精羊肉二斤，水五碗，煎至三碗，去肉，用汤煎药，至二碗，先于下午照常食饱，至晚吃药，如寒冷时，服生白酒一杯，盖被出汗，头面亦须出汗，发汗一处不透，此一处即有后患。至天明时，自然汗止，即用热汤沐浴，另换新衣新被。其有汗衣被，换水自洗，不可使他人闻之，若触其气，未有不传染而生者，慎之！次用大黄（研细）一两，加入牙皂荚（炒黄，研）净末三钱，水泛为丸，每早晨食薄饱，即服二钱，白汤下。泻三五次后，吃粥一碗即止。体厚者，间日一服。是后每日服土茯苓，浓煎汤，服三五碗。每服一碗，入五宝丹六粒。病者不得另饮茶汤。逐日照法服，不拘日期，以好为止。

杨梅疮余毒未尽，槐米，拣净，微炒，略研，去尖。每服二钱，不拘白汤好酒，空心下，日二次。服至一二升，永无后患。

治杨梅结毒方

僵蚕 蝉蜕各三个 猪牙皂荚三钱 皂角子七个，研碎 土茯

苓三钱　生大黄钱半　甘草三钱　川山甲三片，煨

上将河水二大碗，酒一大碗，不拘二服三服，以泻为度。若肠中一响，欲泻，可即往高处出恭，不可复闻臭气。泻后，若身子壮者，再服一服，弱者不必再服。忌鸡、鸭、鱼、腥等物。

治结毒敷药秘方

真轻粉二钱　杏仁①二十粒，去皮尖，取霜　马钱子火煅存性，三钱　儿茶三钱，火煅　胆矾三分　片脑一分

共为极细末，用鹅胆或猪胆调敷，一日一换，数日全愈。

治杨梅疮点药方

儿茶　杏仁霜各一钱　轻粉五分　冰片三分

上用鹅胆调，点一次，过夜即脱屑。

治棉花疮点药方

凡棉花疮毒及下疳，或初感，或毒盛，经久难愈，速用新槐蕊，拣净，不必炒，每日早午晚，在食前用清酒吞下三钱许。服至二三日，则热毒尽去，除根，亦无寒凉败脾之敝②。此经验神方也。如不能饮酒，即用滚水、米③汤，俱可送下，但不能如酒速效耳。

治服轻粉毒方＊名五宝汤

紫草　金银花　山慈姑各一两　乳香　没药各五钱

用新盐水六碗，好陈酒五碗，煎至④六七碗，空心温服，取汗，不可见风。一二服，其毒即从大小便泻出。若结毒⑤，先服五宝汤，后用搽药。如有烂去鼻子与阳物等患，即能复原，应验如神。

---

①　杏仁　其下原衍"霜"字，据后文"二十粒"、"取霜"删。
②　敝　原作"病"，据文义改。
③　米　原脱，据文义补。
④　至　原无，据文义补。
⑤　毒　原脱，据文义及此证名称补。

搽药方

轻粉一钱　乳香六分　没药二分　血竭一分　儿茶一分　大珍珠三分　红蝎①子二分，烧炭　文蛤二分，烧存性　宫粉六分，煅过　麝香一分　冰片一分　蟾骨五分　胎发二分，烧存性　白螺蛳壳二分，烧存性

上十四味，共为细末，瓷器收贮②。用时先将浓甘草汤洗患处，然后搽之。

又方

腊月猪首骨捶碎　土茯苓舂碎　金银花各一斤

水煎服，药毕即愈。

治轻粉结毒洗敷方

大枫子肉四两　轻粉一钱　蓖麻仁二两　炉甘石二钱　杭粉二两　花椒五钱

上共为细末，加麻油，捣③捶成膏，用油纸摊贴疮上。其疮，先用花椒、甘草煎汤洗净。三日一换。五六次即愈。

治服霜粉牙根腐烂出血不止方*

贯众　黄连各五钱

上二味，为末，水一盏，煎四五沸，入冰片少许，搅匀，漱口，每日一次。忌猪腥油腻一月。

---

① 蝎　原作"羯"，据此药名称正之。
② 贮　原作"则"，据前后文例改。
③ 捣　原在"加麻油"上，据文义移。

鱼口　便毒　下疳

鱼口方二

生在左胯缝内，名鱼口者，其疮口溃大，身立则口必合，身屈则口必张，开合之形状如鱼口，故名。此毒系忍精不泄，怒气伤肝而成。五月五日，采树上青胡桃，筐内阴干，临用，火煅存性，为末，好酒空心服，少行一二次。服三四次，未成者即消，已成者减轻。

用槐米（炒黄色）二两，好酒煎熟服，饮酒，盖被汗出，未成者即消，已成者减轻。

便毒方*

生在右腿缝间，又名便痈，又名血疝，无论男女，皆可以生，发于少腹之下，腿根之上，摺文缝中，经属肝肾。由强力房劳、忍精不泄，或欲念不遂，以致精搏血留，聚于中途，壅遏而成。或为暴怒伤肝，气滞血凝而发。

白芷　僵蚕炒黄　川山甲炮。各二钱　当归　生大黄各三钱　乳香　没药各一钱

水煎服，即消。此恶毒初起之妙方也。外用千年石灰，入白矾一撮，食盐少许，米汤调敷，即散。

下疳疮，阴头皮终处，湿烂疼痛，生甘草、瓦松煎汤，洗净，拭干，用凤凰衣（即出鸡雏壳内衣，炒黄色）、儿茶等分，为末敷之。壁上喜蛛钱，逐个在灯上烧存性，研细，加冰片少许，搽之，立能止痛。初起即服大黄一两，皂荚二钱，水泛为丸，照前每服二钱，每日一服①，泻去其毒。

---

① 每日一服　原在"泻去其毒"后，据文义移。

　　杨梅下疳，若因地气卑湿，由受湿热，或触臭气生者，所受不过皮毛肌肉之间，生于前阴，通肾囊筋上者多，或身上紫红色晕癣，不在骨节穴道。用前下疳证下，薏苡仁、木瓜、木通、金银花、防风、甘草、白鲜皮、皂角刺、土茯苓，煎服。若因淫毒传染而生者，盖此淫秽之毒气，从精道乘虚直透命门，以贯冲脉，无处不到，发于头项四肢，骨节穴道之间，为害最恶。若治失其宜，头鼻烂穿者多矣。明哲之人，静而思之，何苦贪瞬间之欢娱，轻则痛苦之灾，毒于别病，重则终身残疾，毒延子女，如此恶途，不寒心知避者，其愚亦甚矣。

　　九龙丹　治悬痈毒、鱼口、便毒、横痃，初起未成脓者，服之立效。

　　木香　乳香　没药　儿茶　血竭　巴豆不去油

　　等分，为末，生蜜调成一块，瓷盒收贮。临用时旋丸豌豆大，每服九丸，空心热酒一杯送下，行四五次，方食稀粥，一服自消①。肿甚者，间日再用。

　　五宝丹　治结毒，筋骨疼痛，腐烂口鼻，诸药不效，服之无不应验。

　　钟乳石四钱，如乳头下垂，敲之②易碎，似蜻蜓翅者方真　朱砂一钱　珍珠二钱，豆腐内煮半炷香时取出　冰片一钱　琥珀二钱

　　各研极细，和一处，再研数百转，瓷罐密收，用药二钱，加飞罗面八钱，再研，和匀，用土茯苓一斤，水八碗，煎至五碗，滤去滓，作五次，每次加五宝丹一分，和匀，量病上下服，日用十碗。如鼻子腐烂，每日土茯苓内加辛夷三钱煎服，引药上行。忌食海腥、牛羊鹅肉、火酒、煎炒、房事等件。

　　金蝉脱壳酒

　　醇酒五斤，大蛤蟆一个，土茯苓五两，浸酒内，瓶口封

_____

①　一服自消　原在"间日再用"后，据文义移。
②　之　原作"破"，据文义改。

紧，重汤煮二炷香时取出，待次日饮之，以醉为度，无论冬夏，盖暖，出汗为效。余存之酒，次日随量饮之，酒尽疮愈。又治结毒，筋骨疼痛，诸药不效者，更妙。服酒七日后，禁见风为效。忌口及房欲。

护面散　预服之，治杨梅疮毒，不攻头面，神效！

女人头发煅存性　明雄黄研　各三分[①]

共研细，香油半酒盅调匀，滚黄酒冲服，一日三服。

下身生八足虫方

生白果肉，搽之，虫即死。

治鸡瞪疳鱼口下疳方　妇人阴户臭烂，亦用此药，愈。

熟乳香　冰片　珍珠米　象牙末　儿茶各三分　搽面粉一两，入倾银罐内，煅成[②]鹅黄色　墙上白螺蛳壳洗净，入倾银缺罐内煅过，净末一两

上共研细末，瓷瓶收贮。[③]若要上药，先将米泔水煎滚，入雄黄三钱于汤内，淋洗患处，然后上药。不拘男妇，三日后立效。

治泻浊疳，半边溜烂是也。又名蜡烛疳。从内烂出者，将人脚跟上老皮，不拘多少，瓦上焙脆为末；黄柏末用猪胆汁拌，晒干再研。搽患处，乌金纸包头。

治下疳方

土墙上白螺蛳壳灰一钱　五倍子灰二分　灯草灰五分　甘草灰五分　黄柏灰五分　轻粉四分　牛黄五厘　儿茶五分　冰片五厘

上为细末，先用皮硝汤洗，次用土茯苓汤洗，后将药搽患处。

---

① 研　各三分　原作"各三分。研"，据文义改。

② 成　原作"红"，据文义改。

③ 贮　原作"固"，据文义及前后文例改。

又方

大红绒一钱　冰片三分　铁锈一分　凤凰衣五分，煅存性　血竭一钱

上研极细末，敷患处，效。

又方

用白鹅一只，以白米养三日，后取鹅粪，以新瓦焙干黄，为末；每服一钱，和朱砂一分，冰片一分，共研极细，用米泔水洗净其疮，如疮干，用雄猪胆润之，以此①药敷之。如疮湿，则不必用雄猪胆润之矣。

又方

窑底蚬壳烧红，童便煅七次　橄榄核②烧炭　冰片五厘　陈鸭蛋壳内衣③

共研末，疳湿，干搽，疳干，唾津调搽。

_____

①　此　原脱，据文义补。

②　窑底蚬壳、橄榄核　均脱分量。

③　陈鸭蛋壳内衣　其后脱分量。

中毒急救

解百毒方

粉甘草生用，二两　　绿豆一升

水煎服，立效。

又方

凡觉腹中不快，即以生黄豆试之，入口不闻腥气，此真中毒也，急以升麻煎汁，连连饮之，将手探吐，自愈。或嚼生矾一块，觉甜而不涩者是毒，否则非也。

治服截疟毒药身体发肿气喘方　　此①因药内有常山、砒石等毒，使疟邪遏抑于内，药毒攻于皮肤头面，故满身浮肿，气逆发喘，烦躁。

用生绿豆，或一升或半升，连皮捣碎，滚汤泡出浓汁，凉服。少顷，肌肤间有声，一日夜肿消喘止。

解砒石毒方*

急用密陀僧一两或二两，研细，冷井水飞，徐徐灌下，或吐或泻，则砒石裹在药末内出矣，神效无比。或外再以井底泥涂胸前，或以生蟹，或用田螺，捣涂脐四旁，更妙。

又方

白蜡三钱，研末，调鸡蛋清三五枚，入口即愈。

治砒石毒并治银匠炉中釉子毒方

锡灰一钱　　鸡蛋七个

将二味搅匀，吃下即愈。

---

① 此　其下原衍"证"字，据文义及后文"故满身浮肿……烦躁"删。

按：锡灰，即白铁消后，锅内所遗渣垢也，再连锅烧红，即化成灰。研为细末，每服二钱。若服毒过多，加倍用。神效，诚急救良方也。

头中砒毒方　凡人头上生虱，误听剃头匠言①，用砒石搽头毒虱，或有搔伤之处，砒石毒乘隙而入，以致头肿，无法可治，以此三方治之即愈。

一方，用皮蛋一个，建旗茶叶一钱，浓煎，服三次。

二方，用红布一方，皂角一两，炒热熨患处，即愈。

三方，用黄芪、荔枝核各五钱，研碎，煎服三次。

诸药食毒方

砒霜毒，防风一两，研为细末，清水调服。

又，石青研末，清水调服。

铅粉毒，麻油调蜂蜜、饴糖解。又，肥皂水灌下，得吐即解。又，砂糖水调服，亦解。

河豚毒，白矾、五倍子，为末，水调服。又，橄榄、芦根、粪水食之，亦效。

半夏毒，令人音哑，生姜自然汁灌之，垂危者即解。

枫蕈毒，令人笑不止，或煮黑豆汁，或地浆水饮之。

盐卤毒，生豆腐浆饮之，则凝为豆②腐，而不凝血，乃解。

百药毒，生甘草、绿豆各等分，水煎滚服，能解百毒。

巴豆毒，口渴面赤，五心烦热，泄泻不止，川黄连二钱（炒），炮③干姜一钱，煎服。又，绿豆煮汁，冷服之，效。

中蛊毒，嚼白矾反甜，食黄豆不腥，吐唾于水内，沉下水底，乃是中蛊。或令含黑豆，豆胀皮脱者为蛊。初中在膈上者，急以白矾末、建茶各一钱，新汲水调下，得吐出毒物即

---

① 匠言　原作"店内"，据文义改。

② 豆　原脱，据文义改。

③ 炮　原作"泡"，据此药炮制法正之。

解，不净再服，或服清油取吐。遇有蛊之处，见饮食上有蛛丝者勿食；先用炙甘草一寸，嚼，咽下，然后饮食。即中蛊，仍吐出，再以炙甘草、生姜各二三两，水煎，日三服。

蜈蚣毒，中蜈蚣毒，舌出者，雄鸡冠血一碗，将舌放在血内，加入白吹药，即时收上而愈。

白吹药方

山豆根八分　薄荷四分　白附子一片　硼砂五分　青鱼胆五分细辛五分　真麝香三分，孕妇忌用　僵蚕六分　上冰片五分

上九味，共研极细，瓷瓶贮，听用。

解食银屑毒方

将黄泥水服二三茶杯，即愈。

解斑蝥毒方

中其毒者，必腹痛呕吐，烦躁欲死，急以生鸡蛋清三四枚灌之，即时止痛而愈。

解误服水银方

在背阴处掘地二三尺，取泥为丸，如梧桐子大，以冷井水送下一丸①，腹中即泻，水银随下矣。

解巴豆毒方

若中此毒，必口渴面赤，五心烦热，泄泻不止，用黄连，煎汤服。

解盐卤毒方

将豆腐浆灌下，或灌②肥皂水，皆能令呕吐。切不可饮热汤。饮活羊血尤妙。

解烧酒毒方

用锅盖上气水一杯，灌下即愈。

---

① 送下一丸　原作"过下碗"，据文义改。
② 灌　原无，据文义补。

解中白①果毒方

小儿食之过多，饱胀欲死，急用白䕲头煎汤，频频灌之，少顷自定。

解食桐油呕吐不止方

将干柿饼食之，立解。

中恶急救方三

多由暮夜登厕，或行人不到之处，忽然眼见鬼物，卒然僵仆，四肢逆冷，两手拳曲②，甚者口鼻出血，惟心腹俱暖。凡遇此证，切勿移动，即令众人围绕，鸣锣打鼓，烧火。或紫金锭、苏合香、檀香、樟木之类焚烧，直候省，知人事，方可移动而归。

用菖蒲根，生捣，绞汁，灌口鼻中，即醒。

或用紫金锭，磨汁，灌下。

或用犀角一钱（锉细），麝香、朱砂各二分，共研细末，水调服。

灸法　凡人中鬼祟，一时不醒，用麦大艾丸，灸人中穴一壮，即醒。或于两脚大拇指离指甲一韭叶处各灸七壮，亦效。有时鬼附，昏迷哭笑，或作鬼语者，急将两足大指缠作一排，用艾丸嵌中间爪中尽头连肉处，灸七壮或十四壮，鬼即去矣。若鬼去，而人尚昏沉者，用麻黄五七分，杏仁二三钱，甘草四五分，水煎浓，徐徐灌之，得醒即止。愈后宜服四君子汤（参、术、苓、草）加炙黄芪，多服以补正气。

还魂丹　治中恶已死者。

麻黄二三钱　桂枝二三钱　杏仁二三钱

上三味，水煎，灌下即醒。

经验辟邪丹　治中恶怪疾，及山间九尾狐精为患。

----

① 白　原作"百"，据文义改。

② 曲　原作"掘"，据文义改。

人参　茯神　远志　九节菖蒲　白术　苍术　当归　鬼箭
羽各一两　辰砂三钱，另研　牛黄一个，另研　金箔二十个　桃奴五钱，
焙，冬月桃树上干桃　麝香五分　雄黄另研，二钱五分

　　上药除另研外，共为末，再入雄黄、辰砂、牛黄三味末
子，和匀，用酒调米粉，捣糊为丸，如龙眼大，金箔为衣，临
卧以木香汤化①下一丸，诸邪不敢近。更用绛纱囊裹五七丸，
悬于床帐之上，尤妙。

　　救吞生鸦片烟，用山黄泥半大碗，以井水搅匀，冲服，其
面上浮泥水，再以生大黄三钱，泡汤服，服后吐泻而愈。

救吞生鸦片烟三法

　　自鸦片烟之流毒行于宇内，遂于水火、刀绳、砒毒而外，
顿添一自尽之途，且自尽于烟者，较诸物为尤众。不知，其物
只能迷人醉人，实未能致人于必死也。其吞之而致死者，惟大
病后、大劳后、产后及虚怯人，真元已离者，则然。然身未僵
硬，犹或可救，慎勿轻殓。若壮盛及无病人吞之，不过沉醉三
四日，甚至七八日，断未有不苏醒而起者。此事见于粤东为独
多，而浙亦有之。广东三山县人，吞生烟，死而活转，计死去
三日四夜。潮州人，一家七口俱吸烟，至无以为生，合家尽吞
之，而七人均死，至七日，事已闻于官，而死者渐次全起。浙
省朱氏子，吞烟，越三日而苏。广东老仵作云：凡吞生烟死
者，棺殓后因事开验，从无平正仰卧之尸，非覆则侧。盖烟性
既过，其人醒转，则必翻腾求出，而棺已合，遂至真毙，岂不
冤哉！

　　现载广东新刻《洗冤录》，明著救治之方：吞烟轻者，心
中发躁，但用活鸭血，或粪汁，或酱油，或凉水，或白矾、雄
黄共研末，或肥皂煎汤，渐次灌之，无弗愈者。

　　若服多毒重，一时身冷气绝，似乎已死，但其肢体柔软，

────────────

　　① 汤化　原作"化汤"，据文义乙转。

则脏腑经络之气，仍自流通，实非真死。速将尸安卧阴冷无太阳之地，一经日照，即不可救，撬开牙齿，用箸横在尸口，将金汁或凉水频频灌之，再以冷水不时抚摩胸胁，更将头发解散，浸入冷水盆内，自然得活，已目击救活多人。凡七日内，身不僵硬者，切勿殓棺云云。

又，江苏、闽、广、浙省，救吞生烟死者，取活金鱼五六尾，长三四寸，捣和，入真菜油碗许灌之，令吐即瘥，全活甚众，是更历①验不爽者。伏望仁人君子，思其未死活埋之惨，将是说广为传播，以救颠危，以续嗣脉，实为今世活人第一快事。语云救人一命，胜造七级浮屠，良不诬也。

自洋烟入中国，嗜此者耗气伤财，多患贪夭，更有短见轻生，用以自尽者。夫生烟之杀人，其死亦骤，熟烟之杀人，其死也渐，骤死可救，渐死不可救。予愿吸烟者，悟为鸩毒，勿自速其死期也。予尤愿未吸烟者，视若火坑，勿自趋于死路也。

救吞生鸦片烟方

净银花五钱　生大黄三钱，不可多用　胆矾二钱　生甘草一两
藜芦三钱。

上药五味，浓煎，去渣，滤清，加入生白蜂②蜜五钱，冲服，下咽即愈，其效如神。

北京盐水锭

马牙硝一斤，入铁锅之内，烊之化水，次下皂矾末一两，又次下黄丹一两，朱砂七钱，雄黄一钱。

上药须用烈火，硝方化水，煎成后倾于光平石上，凝硬收之。治一切肿毒疥癣，蛇、蝎、蜘蛛、蜈蚣咬伤，夏月毒蚊虻咬，肿痒疼痛，用醋或水磨搽。口舌生疮，乳蛾咽喉风肿痛，

---

① 历　原作"歷"，避清高宗弘历讳，今改正。
② 白蜂　原作"蜂白"，据此药名称乙转。

用一块，嚼化。心痛，点眼角，三次即愈。牙痛，含于患处。暴发火眼、风眼老眼及眼边赤烂，以滚水化入杯内洗之，皆良。如牛马眼有病，亦点两眼角，效。

蛇狗咬点眼药

雄黄精一钱，此味要拣道地，火上照去，鲜红而带紫色，放水碗内浮者为更妙　麝香三钱　梅花冰片一钱　硝水漂，一两

此药合法，先将雄黄精研细筛净，然后再研四五十天，余药数十遍，至端午日午时，焚香，斋戒，沐浴，一人修合，不与四眼见。以上四味和匀，亦要多研为妙，总以研至极细无声为度。忌妇人见，至要！被蛇狗咬者，点药男左女右，俱点在大眼角内，一日只须两次，不宜多点，伤处不必另用别药涂贴，任他流出毒水，只要淘米泔水洗之，或干燥，用自己涎唾涂搽。须要忌食赤豆百日，至要！至嘱!!如食者，非徒无益，而自害之，不能见效收功也。此药修合成时，贮瓶中，用白蜡封固，不可出气。凡患者，只可人来，就药点之，立刻止痛见效，不可以药与人，犹恐出冰片、麝香之气，点而不灵也。此方又名追毒丹，治疯狗咬，男左女右，点眼角，俟小溲内有红丝解出，即无妨矣，随咬随用，更妙。患处或用糯米饮洗之。

猪马咬伤方*

猪咬溃烂者，用龟板，炙，研细，麻油调搽，即愈。马咬溃烂者，用马齿苋一把，煎汤，以愈为度，疮口用马鞭子或笼头索烧灰搽之。

猫鼠咬伤风方*

猫咬爪伤，用薄荷叶，或研末搽之，即愈。鼠咬伤，用猫毛，烧灰，香油调敷。

戒鸦片烟瘾方

潞党参一两　金樱子一两　栗壳四钱　萝卜子一两　韭菜子一两　半夏一两　阳春砂仁五钱　广陈皮五钱　陈酒五斤　倭芙蓉灰五钱

此方，将各味煎好，滤去渣，和入陈酒内，再煎一沸，置盖钵中，勿令泄气。于瘾至之时，先饮一盅，瘾可不至。更将淡酒一杯，冲入其中。每饮一盅，即冲入一杯[1]，药性冀其渐减，而烟瘾庶可全消。

急救误食洋烟方

明雄黄二钱　鸡蛋清一个　生桐油一两

调匀，河水灌服，即吐。或吐有未尽，用硬鸡毛蘸桐油，直扫咽喉，乃吐。若同烧酒误食者，加葛花三钱（炒，末），调服。醒后用生甘草五钱，食盐五分，白矾五分，金银花五钱，煎服。又宜多食柿饼，以解洋烟并桐油之毒。如毒中时久，万无生理，用艾绒（如黄豆大）灸气海穴（在脐下一寸五分），较准后用墨一记，即按记处灸之。灸时肚腹两边，即往[2]下推运，不可歇手。灸到手足能动，略知疼痛乃止。仍宜照前服药。

急救跌打损伤方　并治马踢刀箭等伤。

白附子十二两，研末　白芷　天麻　生南星　防风　羌活各一两，研末

就破处敷上。伤重者，用黄酒浸，服数钱。青肿者，水调敷上。

解砒石毒神效方

防风一两，研细末，清水调服。

又方

石青，研末，清水调服。

以上诸方，系百试百验，真有起死回生之功，勿以寻常方药视之，还望好善诸君，广为传播，造福无量。

---

① 杯　原作"盅"，据上文"淡酒一杯，冲入其中"文例改。
② 往　原作"注"，据文义改。

蛇咬伤方 *

白芷二钱，研　麦冬一两，去心

煎浓汁调下，顷刻流出黄水，待肿消皮合，仍用此药敷之。

壁虎入耳，鸡冠血滴入耳内，即出。

诸虫入耳，麻油滴入耳内，即出。

蜈蚣咬伤方 *

鲜桑叶，捣汁，和醋敷之。苋菜叶搽患处，可以止痛。或用鸡冠血敷，灯煤灰敷。

蜂螫方

生栗子，急口嚼烂，敷之。

蠼螋蜈蚣伤，铁锈和蒜涂之，立愈。

误食木鳖子，肉桂二钱，煎浓服之，立愈。

误食桐油，热酒饮之，即能止呕。

调食铜物，生荸荠三斤，食之物从大便出。

误食金圈金戒指，用长韭菜，水中煮熟，不可太烂，如吃面一般吞食，至次日从大便出，韭菜裹金器而下。出《东医宝鉴》，试验过，甚效。

误中轻粉毒，人如角弓反张，用生扁豆，浸胖，取汁，吊地浆水饮之即愈。

误食水银，水银入腹，法在不治，以其体质沉重，一入肠胃屈曲之处，停留其间，诸药不能驱逐，日久而肠胃烂矣。有医者，法用黄蜡为丸，如桐子大，金箔为衣，擂极薄①，每服二三钱，服后视大便中有白星白亮如银者，则水银出矣。再服数日，粪色如常，方为全愈。切忌食鸡。

解颠狗咬方　即不咬破，亦有毒。

---

① 薄　原作"厚"，据文义改。

用蓑衣草扎住两头，以众人热小便洗①去血水，急取斑蝥七个，去头、翅、足，酒洗，和糯米一把，水淘，趁潮同斑蝥炒，以黄为度（须于铜勺内炒），加六一散二两，共为细末，酒下，或木通、灯心草煎浓汤下。老少虚弱者，分作四分，壮年者，作两服，当时一服，余明日清晨服。服后本人头顶心必有红头发一根，要拔去。将草纸摊在灰沙内，撒尿于其上，应有或红或白恶物如狗形者。如服完，即无狗形出，亦不妨矣。服后用甘草汤漱口。忌一切荤腥腻，鸡鸭蛋，百日内要忌房事，如不忌，男女俱伤，小红赤豆、茄子、狗肉终身禁食，至茄子，并不可相近。

颠②犬之形，尾反舌垂，舌吐出黑色，宜急避之。

治狗咬方

用木鳖子，烧灰存性，敷之。

解毒蛇咬方

明雄黄五钱　五灵脂一两

共研细末，每服二钱，陈酒送下，即将此末用麻油调敷患处，隔一时再进一服，立愈。亦有加白芷、贝母，四味等分者，亦每服二钱。

又方

用香白芷，为末，每服三钱，麦冬煎汤调服，其腥气黄水从疮口出而愈。

解蜈蚣咬方

用旧毛竹箸，将圆头寸许烧焦，取下，研末，敷患处，立愈。

又方

取蜓蚰，涂上，其痛立止。

---

① 洗　其下原衍"搦"字，据文义删。
② 颠　原作"邪"，据上文"解颠狗咬方"文例改。

治蝍①毛刺方

用甘草煎浓汤浸洗，砂糖搽之，糖霜亦可。

治误吞针方名吸针丸

用锈磁石，生研，以黄蜡和，捻作针，凉水送下，裹针从大便出。

治误食铜钱方

胡桃肉四两　荸荠一斤

共捣汁，和酒服，其钱即消，自大便而出。

---

① 蝍（cì 刺）　《说文》：“蝍，毛虫也。”

诸　疮

治秃疮方

白鸡子油　松香　小儿头发

用香油煎①成膏，涂上即愈。

治一切秃疮并阴阳顽癣，用不落水猪网油摊开，将松香研细，掺在网油上，卷入煤头，在灯头烧着，下用蚌壳，内放生矾末少许，受滴下之油，乘热搅匀，冷定，搽在患处。或用摊油纸摊膏贴，更好。

治秃疮方　先用黄蘖汁洗之，醋汤亦可。

皂荚七个，厕内浸七日，洗净，晒干，火煅　榆白皮煅　枯矾

牛烟胶　轻粉　霜梅肉　铜青②

将醋浸调，搽之。

又方

白松香四两　肉炖头屑三两，烧灰存性　碎新青布二两，烧灰存性

将多年竹灯烙窝放松香内烧烊，连油滴出，以碗受之，将前三味调匀，敷之，四五日后，待其自落，即愈。

治对口疮神效方

用活鲫鱼一尾，去肠鳞，捣烂，加发垢四两，白蜜少许，搅匀，从疮外圈入里面敷之极厚，留一孔出气，外以纸贴之，一二日即愈。

又方名蟾蜜膏。

① 煎　其下原衍"油"字，据文义删。
② 榆白皮……铜青　均脱分量。

飞盐五分　葱白三茎　活蛤蟆三个　蜜一两

上共捣一处，敷之。

又方

妇人头上油垢三钱　黑背鲫鱼一个，约一两　猪眼梢一对

上同捣烂，敷之。

又方

将雄猪眼梢肉三钱剁烂如泥，加滑石末四钱，和匀，敷患处，顶上以膏药盖之，拔去僵肉，放出黄水，即愈。

又方

鲜茄蒂七个，干加倍　何首乌一两

河水三碗，煎至①一碗，食远服。一服出脓，两服收口。

金花散又名珍珠散。　　治男妇新久臁疮烂腿，臭腐不堪，连年不愈，及一切流火湿毒疮疖等证，亦能去腐生肌，长肉收口。

煅石膏一斤，研极细　铅丹一两，飞净

上二味，和匀，再筛再研。如治烂腿臁疮，用真香油调搽，上盖油纸，一日一换。不可用茶水洗②，如有脓水流开，只可用纸抹干，盖好肉上疮口。若见湿气，收功最慢。如妇人，一遇月信，虽愈复发，发后再搽，久久自然收功，凡诸疮毒，先用升丹提毒，之后随用此散，长肉生肌。

白玉膏　治久远臁疮，神效！

乳香　没药　象皮　白蜡各五钱　铅粉　黄蜡　密陀僧各二两　轻粉四钱

上除蜡，六味俱为极细末，各自包开，先用真桐油一斤，放锅内，火上滚透，去沫，澄清，先入密陀僧末，搅匀，取

---

① 至　原脱，据文义补。

② 洗　其下原衍"净"字，据文义删。

起，入二蜡，熔尽，搅匀，待油稍温，方入另①五味药末，搅三百余遍，以大绵纸摊上，阴干，随疮大小圆长剪贴。初贴时疮中毒水流出，药变黑色，再换新者贴之。

多年臁疮方

兽医铲下驴蹄甲片，不拘多少，锅内炒黑存性，研末，以脂油、麻油调涂患处。如疮湿者，不必加油，干敷之，即愈。

湿毒臁疮方

炉甘石八两，用银店大罐子两只②，对合，封口，端午日午时，在当天用青炭四面烧着，煅炼一炷香，妇女鸡犬孝服均忌。用时研极细末，加冰片，和匀，先将松萝茶水③洗净患处，即将药末放上，又将绢④包上，立见功效。

治血瘤方

用甘草，煎膏，以笔涂四围，一日上三次；又将芫花、大戟、甘遂各等分，为末，醋调，另以新笔涂甘草围内，勿近甘草，次日缩小，再如前涂三四次，愈。

系瘤法　兼去鼠奶痔。

用芫花根洗净，带湿，不得犯铁器，于木、石器中捣取汁，用线一条，浸半日，或一宿，系瘤，经宿即落。如未落，再换线，不过两次，自落。落后以龙骨、诃子末敷疮口，即合。系鼠奶痔，依上法，累用之，极效。如无芫花根，只用花，泡浓水，浸线。

消瘤方

用极细生铁屑，醋拌，放铜勺内煅，湿⑤则再煅，如此三四次，研极细末，再用醋调敷，便觉患处不甚适意，过宿剥

---

① 另　原无，据文义补。
② 两只　其下当有脱文。
③ 水　原脱，据文义补。
④ 绢　其下衍"茶叶瓶锡片"五字，据文义删。
⑤ 湿　原作"干"，据文义改。

去，再敷，以平为度。

治眼皮生瘤方

用生鸡蛋一个，顶上敲一小洞，入川贝母末三分，仍糊好，饭上煮熟食之。每日吃三个，一月自愈。

枯瘤散

灰苋菜即藜藿，晒干，烧灰，半碗　荞麦烧灰，半碗　风化石灰一碗。三味和一处，淋汁三碗，慢火熬成霜，取下，配后药　马钱子三个，捣，去油　巴豆六十粒，捣，去油　胡椒十九粒，捣，去粗皮　明雄黄一钱　人参一钱

上共为末，入前药，和均，以瓷瓶收贮，不可见风。以滴醋调匀，用新羊毛笔蘸药点瘤当头，瘤有碗大，则点药如龙眼核大；若茶杯大，则点药如黄豆大。干则频频点之，瘤自枯落。如血瘤破，以发灰掺之，粉瘤破，以白麻皮烧灰掺之，外以膏护好，自能敛口收功。

饮瘤膏　治瘿瘤枯落后，用此药搽贴，生肌收口。

海螵蛸　血竭　轻粉　龙骨　象皮　乳香各一钱　鸡蛋五个，煮熟，用黄，熬油一小盅

上各研细末，将蛋油调匀，用甘草①洗净患处，以鸡毛扫敷，再将膏药贴之。

治瘿气颈肿方

黄药子一斤，酒十斤浸之，入瓶，蒸透，常常饮之，勿绝酒气，三五日渐消。常把镜照，或以线每日量之，觉消，即停饮，否则令人项细也。

海带丸　治瘿气久不消。

海带　海藻　贝母　青皮　陈皮各等分

上共为末，蜜丸，如弹子大，食后嚼一丸。

---

① 甘草　此下疑脱"水"或"汤"字。

脓窠疮方

旧银罐子，不拘多少，研为细末，用麻油调和敷之。

治疮神效方

硫黄二钱　生白矾三钱

上二味，研极细末，鸡蛋清调和，再加熬熟菜油，搅匀，又于饭上蒸过，敷患处，立效。

又方

以前药，加蛇床子二钱，樟脑二钱，如前法敷之，更妙。

又方

洋樟脑二钱　雄黄二钱　生白矾二钱

上三味，共研极细末，另将菜油三两煎滚，用鸡蛋一个，敲开，冲入菜油内，数十余煎，取出蛋，又用大枫子肉五钱，敲烂，亦入菜油内煎数十余滚，亦取出，但将此油冲入三味内调敷，立效。

治癣初起，海螵蛸一块，常向患处，时时擦之，即愈。

阴癣方

土荆皮两文①　槟榔两文

切片，用滴花酒五文，将二药浸三四日，候酒色变赤而腻，蘸涂患处，痛痒立止，癣亦即消。

蜂矾散　专治牛皮血癣，用酸醋调敷，兼治痔漏拔管，用香油调敷，皆神效。

露蜂房（大者，连子）一个，以白矾（研细末）填满蜂房之内，仰置瓦上，炭火炙炭存性，研细收贮，听用。

治脚指缝烂，鲜鹅掌黄皮，阴干，烧炭存性，为末搽之，极效。

---

① 文　原意为钱之枚数，一枚为一文。在此借作分量单位。即一文钱之重量作一文。后同。

又方

好黄丹一味，搽三五次，即愈。

又方

陈松萝茶末搽之。

治脚指缝湿烂痒方

用三白头升药底少许，和白糖霜，打烂敷之。

治脚指头上臭烂疮方　俗名臭田螺。

青石屑用市中多人踏者，又要洁净者，须研极细①　丝绵灰少许　冰片少许

三味②共和匀，搽上，外以膏药贴之，即愈。

治行路足肿方

用草鞋，浸尿缸内半日，以砖一块，烧红，置鞋于上，将足踏之，令热气入足内，肿即消。

治臁疮方

陈石灰　坑砂煅　伏龙肝　百草霜各一两

上共为末，先将葱艾汤洗之，桐油调敷，将草纸盖之③，扎紧。

又方

修船旧油灰煨　飞丹　石膏煨。各等分

上研极细，先将豆腐浆④水洗净患处，用麻油调药，敷之极厚，三日一洗一换，最妙⑤，无不愈。

又方

桐油　菜油　麻油各五钱　松香制，一两　飞丹制，三钱　铜绿二钱　白蜡　黄蜡各五钱

---

①　极细　其下脱分量。

②　味　原脱，据文义补。

③　盖之　原脱，据前后文例补。

④　浆　原作"温"，据文义改。

⑤　妙　原脱，据文义补。

先将三油熬数滚，后入松香、黄白蜡，再熬数滚，后入飞丹、铜绿，研①细末，收之，摊隔纸膏贴之。

一方，松香只用三钱，铜绿只用一钱五分。

治臁疮久不收口方

杭州破黑伞纸烧灰　飞丹　轻粉各一线　牛脚胳煅至周围焦枯，以刀刮下，再煅再刮，直下至无心，为末，三钱

四味同猪油捣极烂，做夹纸膏，以针刺孔，先以葱、椒、飞盐汤洗净，拭干贴之，生肌长肉，再贴五六日，收口而愈。

又方

用鲜桑白根皮一斤，生猪板油四两，共捣作饼，将一饼贴之，每日换一饼贴之，五六日后，换生肌末药，用赤石脂、乳香、没药、白蜡、冰片、炒黄轻粉、煅过狗胫骨，以麻油调，涂碗内，覆定，烧蕲艾，熏黑碗内药，连番十余次，方以此药做夹纸膏贴之，数日即愈。

腹内生疮，取皂角刺，不拘多少，酒一碗，煎至②七分，温服，其脓血俱从大便中出。

瘤赘方＊方三

初生如莲子大者，取蛛丝，捻成粗线，缠扎其根，数日其丝渐紧，瘤根渐细，易丝再绕之，即落。

血瘤已成大者，用甘草，浓煎膏，以笔周围涂之，一日上三次。又用芫花、大戟、甘遂各等分，为末醋调。另以新笔涂甘草围内，勿近甘草，频涂即消。

项下瘤，牛蒡子根，为末，蜜丸，常服即消。

天泡疮方＊方四

小麦，炒黑，为末，以生桐油调涂，立效。

鲜蚕豆荚壳，炒黑，研末，麻油调涂，立效。

---

① 研　原脱，据文义补。
② 至　原脱，据前后文义补。

丝瓜叶，捣汁涂之，立愈。

日久作烂，疼痛不已，脓水淋漓者，用石膏（火煅，研）、轻粉各一两，青黛、黄柏各三钱，俱研细，甘草汤洗净，以药搽之，其痛立止。

天蛇头疮，生于手指尖，初起以猪胆一个，入蜈蚣一条（焙，末），雄黄少许，套上指头，立效。

漆疮方[*]方四

韭菜，捣汁，入烧酒少许，涂之立效。

麻油调铁锈末，涂之。

蟹壳、滑石，研细末，蜜和涂之，见①效。

畏漆之人，口嚼川椒，并涂口鼻，可免。

黄水疮方方三

石膏三钱，火煅　龙骨三钱，火煅　松香三钱　枯矾三钱

共研细，用煮熟鸡蛋黄熬油，和前药敷上。

头面俱生者，苍术（炒燥）、糯米粉（炒燥）等分，研匀，搽上即效。

久不愈者，用真柏油熬稠，搽上立效。

脓窠疮方[*]方二

大枫子肉一百粒　蛇床子五钱　雄黄二钱　枯矾　花椒各三钱

俱为末，烛油、猪油各五钱，同捣烂，熔化调搽。

生疮周身，至重，诸药不效者，用穿山甲片，炒黄，研末，每服一两，好酒调服，至三四服后，尽行发出，连进七服后，即如完体，甚效。

疥疮方方二

风化石灰和醋，浆水调涂，随手而减。石灰淋汁洗之，甚效。

枯矾五钱　滑石五钱　硫黄三钱

---

① 见　原作"俱"，据文义改。

俱为细末，猪油同研糊搽，极效。

治乳癣方

冰片一分　雄黄二分　枯矾七分　大枫子七分　乳香四分　紫苏三分　石榴皮一钱　麝香一分　珍珠一分　高良姜四分

均研极细，先用生姜擦患处，后用麻油调敷。

阴癣方

蛇床子　豨莶草　川芎　川黄柏　金银花

共煎浓汁①，贮入干净便桶，以身坐上，熏其热气。

癣酒方

槿树皮一两　生南星一两　槟榔一两，生，切　樟脑五钱　番木鳖五钱，生，切　真蟾酥三钱　斑蝥三十个，需要去头足翅

上药共浸滴花烧酒，用一斤，勿出气，浸七日，用穿山甲片在癣上刮损些微，以羊毛笔蘸酒搽之。

癣膏药

番木鳖一两　葱白头一两　铅粉一两　麻油一斤

上药熬膏，用桑枝频搅，收至滴水成珠，倾在清水中，浸七日，用布摊贴癣处，三次②即愈。

四平散　专治髻鬓头，并耳内脓水等证。

黄柏　血丹　胆矾　烟胶在牛圈内买，带黑色者

上药等分，研极细末，先剃头发，后用麻油调和药末③敷上，三四次即愈，百发百中。疮干者，用湿药；疮湿者，用干药。

油灰髻鬓方*

吴茱萸四钱，研极细末，用陈蜡烛油入药，烘烊，调厚，先剃头，后搽敷患处，可愈。愈后忌食海鲜一年，不忌必发。

---

① 汁　原脱，据文义补。
② 次　原作"个"，据文义改。
③ 药末　原作"末药"，据文义乙转。

汗癍方

生黄瓜蘸硼砂末搽，以汗出为度。

又方

枯矾、轻粉、硫黄、密陀僧各等分，用浮萍，取汁调匀，搽之即退。或用花红果蘸药搽之，不再发。

麻黄膏　专治诸疮，神效！

麻黄五钱，去节　斑蝥三个，去头足翅　大枫子一百粒，去壳，研烂　蓖麻子一百粒，去壳，研烂　雄猪油四两

先将猪油熬熟，去渣，次下斑蝥，煎数沸，随去斑蝥，再下麻黄，煎枯，去渣，后将大枫子、蓖麻子肉和匀搽之。

楸叶膏

王渔洋云：立秋日，日未出时，采楸叶，熬膏，敷疮疡，立愈。

雨珠丹　治一切肿毒、骨痛、横①疬、恶核、外科诸证及大头瘟疫，内服、外敷皆效。

珍珠六分　西牛黄一钱　麝香一钱　冰片一钱　熊胆六分，人乳化　朱砂二钱，水飞　血竭二钱　雄黄二钱　乳香去油，二钱　没药去油，二钱　硼砂二钱　苦葶苈四钱　蟾酥二钱，火酒化开

上药十三味，生研细末，蟾酥、熊胆拌和，捣丸如粟米大，金箔为衣。痈疽、发背、疔疮、瘰疬、乳疖，每服三丸，酒下。如七岁小儿，酒化服一丸。如初起时服之，即散。如烂者，不用敷药、膏药，自能生肌长肉收口。孕妇忌服。

臁疮隔纸膏方二

松香一两，火上化开，倾入水中，取起　乳香　血竭各三钱

共为末，香油调，摊贴纸上，用针刺数百孔，反贴疮上，三日一换。贴时先用米泔水（炖温）洗净。

久年不愈者，用白蜡、陈年猪脂油（年数久者更佳）各

---

① 横　原作"黄"，据此证名称正之。

等分，乳香三钱（研末），共入锅内熬化，用白绵纸，裁成疮大二三十张，每张在药内提过，候纸两面蜡凝厚为度，将三十张叠成半寸厚，用针刺数百孔，以便通气，贴于疮上，用绢缚住。过一夜，将贴疮一张抽去，又复包上。每日如此，俟恶水消尽，即生肌长肉矣。

烂腿神效方方二

炉甘石，拣白色者，约十四文①，用酒罎头泥，研细，和水打烂，如做粗子样将药包裹泥中，炭火上烧红，取出药，冷透，加入冰片七文，同研极细末，用熬熟猪油拌匀，敷患处，神效！

松香、猪脂（熬熟）等分，同捣烂，涂患处，待油干，再涂上，约三四次，必愈。此方专治鬏鬐头。

湿毒疮烂腿方

商陆一斤，用大麻油煎，收成膏，加铅粉，熬厚，用油纸摊膏，贴上患处即愈。

烂脚丫方

铅丹、松香，二味等分，入于龙爪葱内，放瓷器盆中，在饭镶上蒸一次，露七夜，晒七日，连葱打糊，加冰片少许，先用冷茶洗足，然后涂患处，即愈。此方加入灯窝油、花椒同捣，兼治肥疮，亦效。

葱油膏　治风湿臁疮。

黄芽葱三十六根　麻油一斤半

先将麻油熬热，入葱一根，煎枯，取出葱渣，再入一根，如法煎完三十六根，滤清，再将油煎至滴水成珠，入炒杭粉十二两，收成膏，听用。摊贴。

冻疮方六

初起凝核，冷则痛，热则痒，乘其未破之先，以生姜捣

---

① 文　枚也，一枚钱之重量也。

汁，熬浓，搽患处，候干再搽，二三次，必消。

如在脚跟，用红辣椒泡开水洗两三次，亦能自消。

冻疮在手足，白萝卜一个，热柴火内煨熟，去皮，擦患处，效。

又，蟹壳，烧炭存性，研末，菜油调涂。

冻疮在脸上，用活雀脑涂之，立效。

鸽子粪煎洗，亦效。

预治冻疮方二

端午日，用姜葱汁于冻处揉散血结，冬不再发。

鲜樱桃，不拘斤数，入瓷瓶内，封口，放在凉处发过，至冬月，将樱桃水涂冻疮，甚效，数次则不冻矣。

手足冻裂方﹡

蛇壳 乱发 鲜猪板油各二两

用清水数十碗，锅置露天，入药同煮，以棍频搅，熬至蛇壳、乱发无形（如不化，再加水五七碗），加入黄蜡四两，俟蜡化，倾入极厚瓷钵内，待其自凝。患冻①裂者，先以温汤洗净，临睡时用抿脚挑入裂内，立时定痛。冬至日制更妙。

治痄腮方

用陈石灰，不拘多少，烧七次，土地②窨七日③，醋调敷，立愈。

又方

山栀末、飞面各等分，猪胆汁、醋各半，薄调，敷患处。

治拍蟹毒方 即手大指、食指间所生，俗名丁指。

用活蟹，打烂涂之。

治指上疔疮方﹡ 名天蛇头，又名雄公蛋。

---

① 冻 原脱，据方名补。
② 土地 原作"地土"，据文义乙转。
③ 日 原作"次"，与上文"七次"连累之误，据文义改。

用鸡蛋一枚，顶上敲一小孔，先去其清，放杯内，后去其黄，仍以清入壳，将蜈蚣一条（煅炭），明雄黄末各一钱，二味共纳入壳，搅匀，以指入壳，周围以绵纸封固三四层，候一昼夜，打碎，远远抛掷，切不可闻其臭气，此疮立愈。

又方

只用蜈蚣，为末，鸡蛋不去黄，套指头上，候热，再换一个，即愈。

又方

猪胆一个，入雄黄末一分，搅匀，套指头上，二三时即愈。

又方

雄黄细末，和蜒蚰，捣烂敷之，即愈。

又方

雄黄七分　　白芷三分

共为末，入雄猪胆内，套指头上，立愈。

治坐板疮方　生在臀上，俗名臀支疮。

用八九月间的西瓜皮，刮薄，存一粒米厚者，日中晒脆，研细。疮有脓，则干搽，无脓，将自己津涎调末敷上，少顷疮中流出水来，敷二次即愈。

治烂腿方

用白芷、黄蜡、飞丹、片粉各等分，葱头捣，猪髓调敷，油纸扎住，七日一换，二次全愈。

治脚面生疮不收口方*

松香　　枯矾　　杉木炭各一钱

上共为末，用麻油调涂，数次即愈。

治脱疽方　此证发于脚指，渐上至膝，色黑，肉痛不可忍，逐节脱落而死。亦有发于手者。

土蜂巢，研细，醋调搽，应手而愈，真神方也！

治阴湿脚疮久烂方*

铜青　胆矾各五钱　飞丹二钱　密陀僧　轻粉　石膏煅。各一钱

上研末，临卧时搽上，痛一夕即结痂。或有痒处，毒水不干，又搽上。痒极，擦之。

治湿烂臁疮，并一切顽疮不收口者

麻油　柏油各二两半　贯众三钱　象皮五分，切片　血余一大团。同煎至枯，去发，同煎，滴水成珠，下炒飞丹五钱，方下后药　朱砂　儿茶　轻粉　没药去油　川椒　樟脑各五分　乳香去油，三钱半　血竭一钱

共为末，搅匀，离火。候半冷，下黄蜡二钱五分，杭粉一两五钱，如法熬成膏，摊贴患处，一日一换，神效！

治臁疮久不愈者，秘传夹纸膏

老松香　樟脑　虢丹炒　水龙骨即旧船底内油石灰　轻粉

共为细末，熔化松香，加小清油和之，以油纸随疮大小做夹纸膏，洗净疮后贴之，二三日一换，即愈。若不效，加白芷、川芎、蟾蜍于前膏内。若不加入，以此三味煎汤洗之，亦效。

凡臁疮，用夹纸①膏，须用旧伞纸，以甘草汤煮，密刺其孔，比他纸尤效。如用寻常油纸，须用甘草、白芷、花椒、荆芥煎汤煮过，晒干摊膏则不痛，且不生拐。

又方

麻油九两　大活雄鲫鱼一个，约斤许者　大枫子肉去油，四两

同熬至鱼焦枯，滤去渣，将油再煎，滴水不散，将油称见分量，每油一分，用飞过②黄丹半分，加银珠二钱收之，摊贴。若不能收口，用哺胎不出鸡蛋，瓦上煅存性，研极细，搽上即收口。此搽药方，不但治臁疮，凡结毒、痈疽、灸疮久烂

---

① 纸　原脱，据此药名称、上文"秘传夹纸膏"文例补。
② 过　其前原衍"砂"字，据文义删。

者，立能收口生肌。

又方名紫脂膏

好麻油四两　净花椒三钱　葱头七大个，连须七寸长

三味同煎至葱焦脆，去渣，入白色松香五钱，黄蜡六钱，文火煎化，去上面浮出渣滓，煎至油面上有花纹，急离火，倾碗内，加入好银珠一钱，搅匀，收之，待冷凝，将碗合土地上三日去火毒，摊夹纸膏贴之，纸只要一面刺孔，每膏贴五日一换。如痛者，用甘草汤先洗。痒者，花椒汤洗。若贴一膏即流尽黄水者，贴至五六膏即愈。若贴至三膏方流尽黄水者，须贴至二十膏而愈。凡初贴之膏出水者，膏中有毒气在内，揭下则无用，水尽后再贴之。膏须存之，以待后来长肉结盖时，用此贴过旧膏贴之，以为收功，最妙！

治湿毒臁疮方

炉甘石，用童便制八九次，猪油调搽，神效！

又方

伏龙肝　蚌壳炭各一两　轻粉钱半

上，或加苍术一钱，黄柏一钱，各炒焦为末，和匀，用菜油调摊夹纸膏，将针刺孔，先用花椒、米泔煎滚，洗疮①，贴②疮上，三日一换。

治湿疮方

取桑树根上、土中鲜白皮，去粗皮，切细，用生猪油放石臼内打糍，先用冷茶洗疮，拭干，用此药敷之。外以油纸盖之，将帛扎紧，换三五次即愈。加白蜡，同捣作饼，反复贴之，一日夜再换，拔去毒水臭腐，生肌收口。湿疮与臁疮有别，湿疮有水窠，头不烂而甚痒，臁疮必烂而痛。凡治湿疮，切不可用升药及冰斤，非为不能奏效，反致溃烂难愈。凡远年

---

① 先用花椒……洗疮　原在"三日一换"下，据文义移。

② 贴　原作"扎"，据文义改。

湿疮，痒甚，诸药不效者，必有虫在内，须用药引出其虫，则用药有效矣。凡治湿疮，先用铅打薄片贴之，以帛扎住，毒水自流，流尽，然后用药，方易见效。

又方　疥疮白泡亦治。

枫子肉一两　蛇床子炒　烟胶瓦上炒干　黄柏末　自死龟板烧炭。各五钱　黄丹二钱，水飞，炒紫　真轻粉五分

上为细末，桐油调搽，上以油纸覆盖①，五日一换，三次即愈。柏油调药更妙。

一方，无灰胶，有煅龙骨，用熟桐油调药。

又方

黄柏末　银珠　飞丹各五钱　煨石膏　龟板烧炭　蚌壳炭各一两　轻粉二钱　嫩松脂三钱

共为细末，菜油调，做夹纸膏贴。

又方名葱连膏。

飞丹二钱　乳香　没药　黄连各五分　血竭一钱　冰片一分松香五钱　蓖麻子十八粒　葱白带须，七根

共为末，将葱头打烂，和匀，以菜油调，做夹纸膏，贴之。

治臁、湿疮方

黄丹　无名异各五钱　轻粉一钱　乳香　没药　樟脑冰　水龙骨　百草霜各一两

共为细末，桐油调，做②夹纸膏，贴之，前后翻换，神效。或加血竭、血余、儿茶、螵蛸、银珠、铜绿等药。贴过旧药藏好，以备日后收疮口之用。

治一切疮毒方＊　随贴随愈。并治风湿、痛疽、瘫痪、鹤膝风等证，俱神效。

―――――――――

① 盖　原作"扎"，据文义改。
② 做　原脱，据前文"做夹纸膏"文例补。

南星　川大黄　桃仁　羌活　半夏　草乌　川乌　红花
独活　当归各四钱

用真麻油一斤，加生姜一两，葱白不拘多少，乱发一团，
入药内，熬焦枯色，用绢滤去渣，用上好松香一斤，入滤过清
油内，又熬至胡桃花起，先加入密陀僧二两，再徐徐加入硫黄
末半斤，投此二味时，务须慢慢洒入，不可太多太骤，以滴水
成珠为度，将此膏药倾入水中，去火毒。

治热毒湿疮，遍体生疮，痛而不痒，手足尤甚，黏着衣
被，日夜不得眠者，用石菖蒲三斗为末，铺席上，五六日
即愈。

治诸疮胬肉，如蛇头突出寸许者，用乌梅肉烧炭，搽上
即愈。

治脓窠疮，名鸡黄煎

煨石膏三钱　寒水石二钱　铅丹　硫黄各一钱

共研极细末，将鸡蛋黄熬出油，调敷。

又方

大黄三钱半　吴茱萸去梗，钱半

共研细末，菜油调搽，即效。

治诸疮搽药方

煅熟石膏一两　松香　白芷各三钱　樟脑二钱　轻粉五分　冰
片一分

上为极细末，熬熟猪油调搽。治白泡疮更效。

治天泡疮方

黄柏末钱半　轻粉一钱　雄黄一钱　青黛二钱　滑石一钱　寒
水石二钱,火煅　银珠钱半　辰砂五分　铅粉二钱　侧柏叶末一钱

上为细末，丝瓜叶打汁调搽，立效。

又方

将绿豆装入粗瓷瓶内，以毛竹筷一把塞紧瓶口，再用瓦盆
一个，底上凿一孔，将瓶倒插于盆孔内，盆内用砻糠炭屑烧

之，绿豆油即在箸头上滴出，下以碗收之，俟出火毒，用油抹、点疮上，二三次即愈。

又方

青黛、滑石各等分，马兰汁调敷。

又方

石膏、黄柏、青黛各等分，为末，扁柏汁调敷。

治痱子方

将腊雪收藏瓶内，封口，至端午日放黄瓜在瓶内浸之，封好，遇有痱子，敷上即愈。

治痱疮痒痛方

滑石五钱　绿豆粉四两，微炒

上研细，和匀，以棉扑之。

一方，有枣叶一两。

治痤痱作痒，抓之又痛，难于坐卧者，用苦参四两，大菖蒲二两，名苦参汤。河水二瓢，同煎数滚，添水两瓢，盖片时，临洗和入雄猪胆汁四五枚洗之，避风，甚效。

治一切热疖，用芙蓉叶、菊花叶，同煎水频洗，或捣烂敷之，甚效。

治冻疮久不愈方[*] 名雄雉脑膏[1]　年年发歇，先痒后痛，后即肿破，出黄水及出血不止者。

雄雉脑一枚，捣烂　黄蜡　清油[2]

上三味，以文火熬成膏，去渣，瓷器盛贮[3]，每日涂疮上。

一方，用大蒜梗煎汤洗之。

---

① 名雄雉脑膏　原在"出血不止者"下，据文义移。
② 黄蜡清油　均脱分量。
③ 贮　原作"用"，据文义及前后文例改。

又方

用白萝卜，打碎或切碎，内拣大者，切二三寸一段，同用水煮一二十滚，不可太烂，亦不可太生，以所煮汤熏洗浸，并将所煮萝卜在疮上摩擦，一日洗三次，连洗三日即愈，永不发。

治冬月手足开裂方

用清油五钱，文火煮沸，先入黄蜡一块，煎化，再入光粉、五倍子少许，熬令稠紫色为度，先以热汤洗患处，火上烘干，即用药敷其上，以纸贴之，其痛立止，入水亦不落。若油中入粉，多则硬而成块，须以火炙动，挑敷亦不妨。

一方，无五倍子。

一方，加鱼胶、白及末。

又方 名油胭脂

用生猪板油（去筋膜）一两，入锅熬净，再入黄蜡五钱，白蜡三钱，同化清，次入银珠、铅丹各五分，搅匀，以软能摊开为妙，敷之即愈。

又方

用童子剃下头发，洗净，令干，将一二两放勺内熬烊，入羊油，再同熬，令其无滓，去火，俟冷如膏药，捻成细条，放入缝内，一日夜即裂缝不痛矣。

治汤火疮方

当归　生地各一两　麻油四两　黄蜡一两，白者只用五钱

上，先将当归、生地入油煎枯，去渣，将蜡熔化，搅匀，候冷，即成膏矣，用涂患处，将细纸盖之，极效。若发背痈疽溃烂者，用之亦甚效。凡死肉，溃烂将脱，止有些些相连者，宜用剪刀剪去，盖死肉有毒，去迟则伤新肉矣。死肉去尽，尤宜速贴，盖新肉最畏风寒，切不可忽也。

又方

将猪毛煅存性，研末，加轻粉、硼砂少许，麻油调和，敷

之立效，且无瘢痕。

又方

用鸡蛋黄，置银石器中，熬出油，调胡粉敷之。

治烫泡方

将煮熟鸡蛋黄炒出油一杯，调生大黄末一两搽之。

治火烫热油伤方

用生鸡蛋清，好陈酒冲和调敷，三次必愈。

治火烧烂神方

用好陈酒一二十斤，倾入浴缸内，略烧温，令患者坐酒中浸之。极重者，不死。凡遇此证，切不可浸冷水中，热毒内攻，必烂至骨①。

治火烫伤方

急使一二岁小儿，不拘男女，撒尿于室中结实净土地上，少顷，取地面上浮腻滑湿之土敷之，即日止痛，解火毒甚妙。

治烫泡火烧方

此证切不可用冷水浇洗。若药不便，先饮童便一碗，或生萝卜汁一碗，再将生大黄细末，或香油，或生桐油调敷。如烂至肌肉者，用山野人家百草霜三钱，轻粉一钱五分，研末，香油调敷，甚效。

治初烫与溃烂方名解毒行血膏

当归　刘寄奴　头发洗净　生地各一两

将麻油六两，铜锅内煎至发化药黑，滤去渣，下白蜡八钱，不住手搅匀，候药稍温，下寒水石、煨生大黄②、嫩黄柏、白矾末各一两，轻粉末二钱，搅至药冷，埋土内，出火毒，患者涂之。

---

① 凡遇此证……必烂至骨　原在"用好陈酒"上，据文义移。

② 寒水石、煨生大黄　原作"生寒水石、煨大黄"，据二药名称正之。

治漆咬疮方　木形人每患此证。

用杉木皮煎汤洗之。蟹壳汤洗亦可。

又方

将活蟹捣烂，涂上即愈。

取疮中多骨方

用乌骨鸡胫骨，实以砒石，盐泥封固，煅红，出火毒，研末，饭丸粟米大，将白纸①捻送入孔中，以拔毒膏②贴之，其骨自出。

---

① 纸　原作"芷"，据文义改。
② 膏　原脱，据文义及此药名称补。

诸　丹　毒

治蛇丹方

刺鳝鱼尾血，同蜒蚰捣涂。

治火丹方

将蜒蚰捣烂，磨好京墨汁，和涂之。

又方

柏叶　蚯蚓尾韭菜地上者尤妙　黄柏　大黄各五钱　赤小豆　轻粉各三钱

共研末，新汲水调搽。

凡生火丹、流火，切不可吃猪肉，吃则发肿不消。

又方

将冬青树叶捣烂，和入鸡蛋清，敷患处，以绢缚之，一周时即愈。

治流火方

鲜紫苏　鲜凤仙花

将二味洗净，连根叶捣烂，放木盆内，以滚水冲入，将脚架盆上熏至可洗，以软绵洗之，立愈。十余年者，不过洗三四次，不发矣。

治流火毒方

大黄　山栀子　黄柏　雄黄　天南星

上为末，将瓦松捣汁调敷，立效。

无名肿毒

治无名肿毒未成方[*]　初起五天之内，照方一服即消。如毒旺者，接连三服，无不消尽，真神方也。

用鸡蛋一个，倾在碗内，搅匀，入芒硝一钱，隔汤炖熟，用三白酒，照量饮，食尽为度。

内托护心散　防毒气攻心。

真绿豆粉_{一两}　乳香_{五钱}　灯心灰^①

上共为末，和匀，以生甘草一两，煎浓汤，调一钱，时时呷之。

治男妇小儿一切无名肿毒方[*]

将苦丝瓜连筋带子烧存性，为末，每服三钱，白蜜汤送下，日二服，夜一服，则肿消毒散，不致内攻，真妙方也。

无名肿毒方三

山慈姑_{金灯花根也，九月开花，朱色，与叶不相见，故又名无羞草}

水磨涂，可消。或用生大黄磨浓汁^②涂，效。或用瓦松捣烂，加盐少许涂，亦效。

用生肥皂，去子及弦与筋，捣烂，用好醋和涂，即愈，不愈，再涂^③，神效。长者为皂荚，短者为肥皂。专治一切无名肿毒初起，贫人僻地，仓卒无药，用此最便，毋忽视之。

用雄鲫鱼（一个，囫囵全用）、鲜山药（与鲫鱼同重）两样，捣烂如泥。始起者，涂满可消；已成者，涂于四边，当中

---

① 灯心灰　即灯心草灰，其下原脱分量。

② 汁　原脱，据文义补。

③ 涂　原作"敷"，据文义及上文"用好醋调和涂"文例改。

留一孔，可轻。并可治小儿四湾痘，毒生在节骱之间，恐其有损手足，即将此药敷在一面，使毒移脱骱所，不可四周围敷满，则其毒不能移动矣。

肚内无名肿毒方＊

腹内生疮，在肠胃，不可医治者，取皂角刺，不拘多少，酒一碗，煎至七分，温服，其脓血俱从大便中出。

定痛方方二　一切肿毒发背，痛不可忍，服之即止。

白芷未溃五钱，已溃二钱五分　贝母未溃二钱五分，已溃五钱

水酒各半，煎浓服。外用壁虎一二个，焙干为末，香油调搽，痛①立止。

平陷不高，痛甚者，用赤练蛇，火煅存性，研末，不犯铁器，加姜黄、藤黄，各研细，和匀，米醋调敷，即能止痛。

替针散

一切肿毒，不出头，不穿破者，用蛾口茧（出过蚕蛾者）一枚，烧灰，酒调服，自出头，切不可多服。若服二三服，即出二三头。如痒肿无头，用皂角刺烧灰，酒下三钱，嚼蜀葵子三五粒，即穿。

透骨丹　治一切痈疽肿毒，坚硬不溃，此药立能溃脓。

蟾酥　硼砂　轻粉　巴豆各三钱　蜗牛二个　麝香一分

先将巴豆研如泥，次入蜗牛、麝香，再研，后入各药，研极细，以瓷瓶收藏。每用少许，以乳汁化开，先用银针轻轻拨破，挑药米粒许，纳于疮外，用清凉膏贴之，即溃。

凡疮未破，先湿热，脓水淋漓，不得卧者，用菖蒲晒干，为末涂之。鲜用亦可。

透脓散　一切痈疽肿毒，内脓已成，不穿破者。

生黄芪四钱　川芎　当归各二钱　穿山甲炙　皂角刺各一钱。

水二碗，煎一碗，入酒一杯同服，即能出毒　香附　芫花　桃仁炙　厚

---

①　痛　原脱，据文义及下文"即能止痛"文例补。

朴　槟榔　杏仁　细辛　穿山甲　草乌头　独活　防风　五倍
子　元参　全蝎　天花粉以上各七钱　黄连　蛇蜕各五钱　甘遂
蓖麻子各二两　当归一两五钱　密陀僧四两　铅丹飞过，净二十六两。
择吉日①熬膏

先于五日前用麻油六斤浸药瓷器内，然后熬至药枯，去
渣，滤清，入飞过铅丹，搅匀，熬成膏。忌妇人鸡犬见。

观音大士救苦膏　治一切外证，并治肝胃气痛。

生大黄　荆三棱　生地黄　木鳖子　川乌　蓬莪术以上各一
两　麻黄　羌活　白芷　大戟　巴豆　肉桂　枳实　黄柏　皂
角以上各八钱

具香烛②虔求，以煤水素纸入洞，摹壁拓之，虔者得之，
或可治者亦得之，否则不应也。彼医之父病发背，虔求而得。
此方太史得其实，不肯自秘，遂传于世。

一笔消方＊

天南星　生半夏　白及各一两　生大黄四两　梅片脑一钱
上为末，用雄猪胆汁丸成锭子。

神灯照方＊　治发背对口。

血竭　雄黄　乳香各二钱　麝香一钱
上为末，每用四分，以卷纸淬，纸用二寸阔，八寸长，卷
成，蘸伏油，点火在患处旋转照之。点三炷一回，三回即愈。

巴豆油膏　专治痈疽、发背、疔疮等证。

巴豆三两，用麻油煎片时，勿令枯，再用绵料纸滚尽外面
油，以擂盆打自然油，用稀布绞出，加入轻粉三分，拌匀，用
瓷瓶收贮，勿令走气。用时看患处大小，以油照样涂拌膏药上
贴之，每日换三次。

此方，石琢堂太史之侍夫人，在四川随任时患疗，延医用

---

① 日　原脱，据文义补。
② 烛　原作"褚"，据文义改。

此，得愈。询其方，得之孙真人归真洞摹本，即孙思邈归真之所。土人凡有不治难证①。

西域黄灵膏　治痈疽、疔毒、臁疮、血风疮，及跌打损伤、刀伤、杖夹伤。

藤黄末三钱　白蜡六钱　黄蜡五钱

用麻油五两，同二蜡烊化②，离火，入藤黄末，搅匀，冷定，下冰片一钱，再搅匀，任用。

黎洞膏　专治无名肿毒。

马钱子三十个，瓷锋刮去毛，打碎　老鸭胆子一两　川黄连五钱川黄柏六钱　雄猪胆八个　生大黄三钱　五灵脂一两　黄芩三钱真麻油二十两。上药熬枯，滤去渣，再熬至滴水成珠，下炒铅丹十两，黄蜡四两，白蜡三两，搅匀，离火，下后细药　儿茶二两　乳香七钱，去油　血竭五钱　没药七钱　片脑二钱　雄黄三钱　藤黄二钱　山羊血二钱，出于广西者乃真

共为极细末，入膏内，搅和，摊贴。

以上神灯照与黎洞膏二方，设或错误，实所难免。因原本缺少，无从核对。用此方者，当审慎之。

将军铁箍散　治诸毒疮，红肿突起，用药四围箍之，不令滋蔓，走注毒气。

南星　大黄　盐霜白梅　苍耳根各一两

白及　白蔹　防风　川乌各五钱　草乌　雄黄各三钱

上为细末，先以苍耳根、霜梅捣烂，拌药，如干，入醋调匀，在疮四围用药做铁箍敷之，止留疮高突处，如药干，以鸡毛蘸水润之，日换二三次，大妙！方内亦可再加陈小麦③粉、五倍子、白芷、蜗牛、芙蓉叶、薄荷、人中白等药。

---

① 难证　其下疑有脱文。
② 烊化　原作"化烊"，据文义乙转。
③ 麦　原脱，据此粮名称补，同同。

又方

白及　白蔹　南星　半夏　刘寄奴各四分　草乌　五倍子
石膏　大黄各六两　芙蓉叶八两

上共为末，毒硬者，绿豆粉和醋调敷，毒软者，以蜜调
敷，留头出气，外以纸贴之，神效！

又方

五倍子十两，焙黑　凤仙花子三两　皂荚三两，炙炭存性　大黄
陈小麦粉炒黑　白矾各三两　木鳖子炒黑　人中白如无，朴硝代之。
以上各一两

共为细末，醋调敷，神效！

一方，加芙蓉叶三两。

围药方　无脓即消，有脓即溃。

五倍子一两　白芷六钱　藤黄　百草霜各三钱　生半夏　生
南星　白及　陈小麦粉　飞面各四钱

共为末，红醋调敷。

一笔消方*　治一切痈肿。

雄黄　胆矾　硼砂　藤黄　铜绿　朴硝　草乌头各一两
麝香二钱

上为细末，和蟾酥为条，如笔管大，金箔为衣，用时以醋
磨浓，将新笔蘸药涂四围，连涂数次即愈。

神应围药方*　治气血不和，壅遏为疮，高肿赤痛，又兼
治痰郁寒湿为疮者。

用雄小活鲫鱼七个，鲜山药四两，大葱头（连须）二十
一个，共捣烂，再用千年陈石灰半斤，生南星、生半夏、白
及、赤芍细末各一两，和匀，阴干，再研为细末。临用时，蜜
水调敷四围，外用绵纸掩之。

治一切无名肿毒围药方*

藤黄五钱　五倍子二两　白蜜　葱头各一两

用米醋调围患处，留顶勿敷。

应手散

金银花　白及　白蔹　川乌　草乌　芙蓉叶　南星　半夏
大黄　五倍子炒黑　陈小麦粉炒黑　陈石灰用桃、桑、槐枝拌炒红色
为度。各四两　猪牙皂角二两　乳香　没药　蟾酥各五钱　丁香四钱

共研细末，临用时加麝香一分，阳毒用醋调敷，阴毒烧酒
调敷，加鲜山药、葱白头、人头上垢、糖霜，捣和前药，调敷
患处，中留一孔出气。

立消肿毒方名五色蟾酥墨

雄黄　银珠　胆矾　韶粉　藤黄　铜绿　朱砂　麝香

上共为末，蟾酥为条，如笔管大，阴干，水磨，涂患处，
立消。

六仙升丹

水银三两　焰硝三两　白矾五两　铅丹四两　轻粉六钱　绿矾
即皂矾，一两五钱

以上俱研细，与水银拌匀，入铁锅内，用厚瓷碗覆之，盐
泥封碗口，晒干，不令些微透气，用石一块压之，文武火烧三
炷香，常看，泥干有缝，即以湿盐泥补之，忌孝服月妇鸡犬
见，候冷，升在碗上者，取下收贮。凡升就，一年后用，入疮
不痛。

阳和解凝膏

先用香油十斤，入新①鲜牛蒡子（根叶梗全用）三斤，活
白凤仙梗四两，同煎，煎枯去渣，次日将后药倾入，再煎。

当归　肉桂　附子　桂枝　大黄　官桂　川乌　草乌　地
龙　僵蚕　赤芍　白芷　白蔹　白及以上各二两　川芎　防风
荆芥　木香　陈皮　香橼　续断　五灵脂各一两

俟药煎枯，滤去渣，隔一宿，油冷，见过斤两②，每油一

---

① 新　原作"鲜"，据文义改。
② 见过斤两　即称过重量之意。

斤，加入炒透淘丹七两，搅和，以文火慢熬，熬至滴水成珠，不粘指为度，即以湿粗草纸罨火，将油锅移放冷灶上，取乳香、没药末各二两，苏合香油四两，麝香（研细）一两，入膏内，搅和，半月后即可摊贴。一应腐烂、阴疽、冻疮，贴一张①全消，溃者三张全愈。如疟疾，贴背心，亦效。

黎洞丸

西牛黄　梅片脑　麝香各二钱五分　阿魏一两　乳香去油　生大黄　天竺黄　没药　血竭　儿茶　三七　藤黄此藤黄隔水煮十数次，去沫，用子羊血拌晒，如有真山羊血，加五钱，不须用子羊血矣②。以上各二两　雄黄一两

以上十三味，各为极细末，合时将藤黄化开，和匀各药为丸，如干，量加炼蜜，丸如芡实大，外用蜡壳封固③。每用④一钱。凡服此药，忌食冷水及水果、发物。凡外敷此药，俱用黄酒调涂四围，中空疮头。

一无名肿毒，昏困欲死，痈疽发背，瘰疬疮疖，蛇蝎蜂螫，蜈蚣疯犬恶兽咬伤，俱用黄酒化服、调敷。

一跌打损伤，瘀血奔心，昏晕不醒，黄酒、童便化服，外用黄酒调敷。

一时行瘟疫，山岚瘴疠，用甘草节、当归尾汤化服。

一血积血瘕，血瘀蛊胀，黄酒化服。

一肺痈，甘草节、枳壳、桔梗汤化服。

一肠痈内溃，薏苡仁、丹皮汤化服。

一河豚毒，半夏汤化服。

---

① 张　原作"夜"，据后文"三张"文例改。

② 此藤黄……不须用子羊血矣　原在"以上各二两"下，据文义移。

③ 外用蜡壳封固　原在"每用一钱"下，据文义移。

④ 用　原作"重"，据上文"丸如芡实大"，下文无用量之文改。并依文序移此。

一食死马牛羊肉及中一切饮食之毒，黄豆汤化服。

八将擒王散

蜈蚣去头足　穿山甲土炒　全蝎黄酒泡，洗净盐土，晒干　蝉蜕去头足，炒。以上各四钱　僵蚕炒　蛇蜕炒①。各二钱　生五倍子一两，另研极细末　麝香一钱　雄黄水飞净，五钱

以上共研极细末，和匀，入瓷瓶收贮，黄蜡封口。用时取少许，置膏药上，如上升药法，自初起至收口俱可用。如已成管，以纸搓成条子，照疮深浅，蘸药插入，外用膏药封贴。修合须择天医成日，忌妇女鸡犬见。此药惟疔毒切忌，不可用！

治一切无名肿毒鱼口便毒杨梅结毒等证，**名二角消毒散**

雄羊角二斤　血余②一斤　穿山甲半斤　皂角刺③一斤

上四味，俱用文武火煅炭存性，每服二钱或三钱，酒送下。

治一切无名肿毒瘰疬，尤效。**名四制鲤鲮丸**

归尾五钱　大黄　荆芥　桔梗　乳香炙　没药炙。各二钱黄芩　连翘各三钱　防风　羌活各二钱半　全蝎一钱　蝉蜕二十个，去头　僵蚕二十五个　牛皮胶一两，土炒　雄黄七分

用金头蜈蚣四条，去头足，分作四样制法，一条用姜汁搽，焙干；一条用醋搽，焙干；一条用香油搽，焙干；一条用酥搽，炙。再用穿山甲四两，亦作四制。一两用红花五钱煎汤煮，焙干；一两用猪牙皂角五钱，煎汤煮焙干；一两用紫草节五钱，煎汤煮焙干；一两用苏木五钱，煎汤煮焙干。上药共为细末，真米醋打糊为丸，重一钱二分，朱砂一钱五分为衣，瓷瓶收贮，瓶内放麝香五分以养之。每服一丸，滚酒送下。未成

---

① 炒　原在"各二钱"下，据文义移。

② 血余　其下原衍"灰"字，据后文"上四味，俱……煅炭"删。

③ 皂角刺　其下原衍"灰"字，据后文"上四味，俱……煅炭"删。

内消，已成出脓，神效！

治诸毒已成未脓之际，服此毒不内攻，**名琥珀蜡矾丸**

白矾一两二钱　黄蜡一两　雄黄一钱二分　琥珀一钱，另研极细
朱砂一钱二分　蜂蜜二钱

上四味，先研极细，另将蜂蜜与黄蜡铜勺内熔化，离火片时，候蜡四边稍凝，方入上药，搅匀，共成一块，一人将药火上微烘，众手急丸小寒豆大，朱砂为衣，瓷瓶收贮。每服二三十丸，白汤食后送下，病重者早晚日进二次。

移毒方　凡毒在紧要处，移在闲处，庶不伤命。

用地龙，装在经霜丝瓜内，煅枯焦，连丝瓜为末，每瓜末三钱，入麝香二分，乳香、没药各五分，雄黄一钱，蟾酥一分，黄蜡一两，共为末，蜡丸，每服三分。上部要处，甘草、桂枝、麻黄煎汤①下，即移在手上而散。如在肩上，羌活、防风、姜煎汤下，即②移在背上。如在③下部，木瓜、牛膝、灵仙、陈皮、独活、姜煎汤下，即移在足上。神效！

治阴证诸毒膏

附子　肉桂　川乌　草乌　大戟　芫花　甘草　甘遂各七分

一方，加干姜一两四钱，附子以麻油二斤煎。

治阳证肿毒膏

马钱子四两　大黄　生地各二两　薄荷　玄参　黄柏　黄芩
栀子　血余各一两　蜗牛十个

上用麻油煎，去渣，滑石研末收。

治诸恶疮肿核　赤晕已成脓，不肯用针刺，以此药代之。但用小针点破疮头，贴上膏药，脓即自溃，此秘妙良方。名**万**

---

① 汤　原作"酒"，据下文"煎汤下"文例改。
② 即　原脱，据前文"即移在手上"文例补，后同。
③ 在　原脱，据前文"如在肩上"文例补。

宝代针膏

硼①砂　血竭　轻粉各钱半　金头蜈蚣一个　蟾酥五分　雄黄一钱　冰片少许　麝香一分

上为细末，用蜜和为膏，看疮有头处，用小针挑破，以药少许，放纸上封贴，次日其脓自出。如腋下有，耍孩儿名暗疔疮，或有走核，可于肿处用针挑破，如前用之。忌鸡、羊、鱼、酒、面等物，吃白粥三日为妙。

加味太乙膏

肉桂　白芷　当归　玄参　赤芍　生地　大黄　木鳖子各二两　上阿魏二钱　轻粉四钱　槐枝　柳枝各一百段　血余一两铅丹四十两　没药末三钱　乳香五钱　麻油五斤

将上药入油熬熟，滤过，炼成膏，每油一斤，加铅丹六两五钱，夏秋再加五钱。

治痈疽神应膏

真阿胶三钱　麝香二钱　朱砂四钱　雄黄　五灵脂　甘草各一两　川乌　草乌各四两

将新鲜闹羊花十斤，拣去梗、叶，打自然汁，入瓦器中，煎成膏，如稠糖为度，将药为细末，入闹②羊花膏内，搅匀，勿令凝底，用大瓷盆③几个，每盆将药摊一薄层，置烈日中晒干，取入瓷瓶封固。如遇肿毒，用酒调匀，如半干糊，将笔蘸药，先以红肿上面画一圈，待药将干，再画第二层于圈内，与前圈相连，即将酒润旧干圈上，待第二圈将干，再画第三层于圈内，与第二圈④相连，又将酒润外边干处，每干一层，再画进一圈⑤，止空当头如豆大一孔，使毒气从此而出。圈完，用

---

①　硼　原作"蓬"，据此药名称正之。

②　闹　原脱，据此药名称补。

③　盆　原脱，据后文"每盆"文例补。

④　圈　原作"层"，据前文"与前圈相连"文例改。

⑤　圈　原作"层"，据上文"画一圈"、"第二圈"文例改。

酒常润药上，不可间断，至半日乃止。待药自干落，不必洗去，其毒自消。

一方，只用三味，新鲜闹羊花五十斤，打烂，绞汁，熬膏，川乌、草乌末各一两，和入膏内，用法同前。

八仙膏

龙骨　赤石脂　儿茶　血竭　乳香　没药各一钱　轻粉五分或一钱　冰片二分

用麻油二两，入当归五钱，煎枯，去渣，入龙骨、赤石脂、儿茶、血竭四味，再煎一二沸，次入乳香、没药，略煎匀，后入黄蜡五钱，熔化，冷定，入轻粉、冰片，摊贴。

千捶膏

松香锅内熔化，倾入清水内片时，揉白，取用，约一斤　蓖麻子六两，净　柏油二两　白蜡二两　大黄　银珠各二两　左顾牡蛎二两，用粗草包好，入火内煅存性

捶膏之法，在光平青石上，先将松香一二两与蓖麻一二两铺于石上，用铁打碎，干则加蓖麻，湿则加松香，余药亦渐渐添入，捶至极细腻为度。遇无名肿毒，摊贴，用麝香少许。初起者，一张便效。若已溃者，用阿魏少许，即止痛，且易收口。此膏忌见火，须隔汤炖软摊之。

蜜膏　治一切臁疮瘰①疬，广②疮下疳，久不收敛者。

松香一斤四两，醋、葱汁煮过，为末，筛净，一斤　黄蜡　白蜡各一两　轻粉一两　乳香　没药　樟脑冰　象牙末炒　竹蛀屑　龙骨火煅　赤石脂醋煅　海螵蛸去壳　人中白煅　面粉炒。各五钱　儿茶三钱　血竭六钱　蜂蜜一两　桐油十三两

上十八味，先用松香熔化，次下桐油，次下黄蜡、白蜡，次下龙骨等药，次下轻粉，次下象牙末，次下乳香、没药，次

---

① 瘰　原作"痰"，据此证名称正之。
② 广　原作"黄"，据此证名称正之。

下樟脑冰，次下蜂蜜。

生肌收口膏　治诸疮，并下疳及轻粉毒。

乳香　没药各去油　儿茶　血竭　轻粉各一钱　寒水石　水龙骨各煅　韶粉各三钱　发灰　黄蜡　白蜡各二钱　麻油四两

将油先熬数沸，下蜡，后下药末，用槐枝搅匀，摊膏。先以防风、荆芥、苦参、黄柏、黄连、连翘、金银花、甘草、槐花、绿豆粉各三钱煎汤，洗净其疮，然后贴之。

一方，有郁金一钱。

跌打损伤

紫金酒　治一切风气，跌打损伤，血滞气凝①，寒湿疝气，移伤定痛。此酒善通经络，沉疴久病，无不获效。每饮三五杯，立见痛止。若预饮之，跌伤亦不痛。

官桂　明乳香　没药　广木香　羊踯躅　川羌活②各五钱
川芎　元胡　紫荆皮　五加皮　丹皮　郁金　乌药各一钱

上为粗末，将好酒十斤，悬胎煮三炷香，分作十小瓶。

跌仆挛筋，三四年不愈者，杨梅树皮，晒燥，研末，以滴花烧酒隔水炖热，调涂患处，以绢扎好，每日一换，不过三五次即愈。

跌仆损伤方*

生地　乳香　海金沙　自然铜　丹皮　当归身　没药　五加皮

上药各一钱，酒水各半煎服，无不应验。

金疮药方　治一切刀斧伤，出血不止，罨上立时止血定痛，且价廉工省，施送尤便。

黄柏十两　细辛一两

上二味，研极细末，瓷瓶收贮，听用。

七厘散　专治跌打损伤，骨断筋折，血流不止，或金刃伤重，食嗓割断，不须鸡皮包扎，急用此药干糁，定痛止血。先以药七厘服之，量伤之大小，复用烧酒调敷，立时见效。并治一切无名肿毒，汤泡火灼，亦如前法。伤轻者，不必服，只用

① 血滞气凝　原在"移伤定痛"下，据前后文义移。
② 活　原脱，据此药名称补。

敷。平时未备，临时制用亦可。服不可多，故以七厘名之。

血竭一两　麝香　冰片各一分二厘　乳香　没药　红花各一钱五分　朱砂一钱二分　儿茶二钱四分

上八味，共重一两八钱三分四厘，研极细末，收贮瓷瓶，黄蜡封口。以五月五日午时制合。贮久更妙。

此方传自军营，凡打仗①受伤，屡有起死回生之功。两粤云贵得此调治，斗殴诸重伤，无不应手立痊。药虽平淡，配制亦易，功效如铁扇散，更为奇捷，诚急救之神方，济世之宝筏焉。

万金膏　治痈疽及坠仆伤损，或筋骨疼痛。

龙骨　鳖甲　苦参　黄柏　黄芩　黄连　白及　白蔹　厚朴　草乌　川芎　当归　海螵蛸　猪牙皂角　木鳖子仁　白芷各一两　没药另研　乳香另研。各五钱②　槐枝　柳枝各寸长二十一条　铅丹一斤半，炒过，净　清油四斤

上除乳香、没药、铅丹外，诸药入油，煎黑色，去渣，称净油，每斤入铅丹半斤，不住手搅，令色黑，滴水中不粘手，下乳香、没药，再搅，如硬，入油些少，不粘手为度。

吉利散　治新旧诸般一应损伤。

当归　赤芍　香附　羌活　独活　薄荷以上各一两　枳壳广陈皮　紫苏　五灵脂　人中黄煅。以上各一两五钱③　延胡索二两五钱　川芎　乌药　白芷以上各八钱　防风二两　甘草三钱

上为极细末，以红糖油、陈酒空心调服，约每服三钱。

大西洋十宝散　晋人尚气，每有事忽细微，一语不合，辄即斗殴，刃伤较他者为多，又不善于调治，动致毙命。十宝散，治伤神方，屡试屡验，奇效异常。有牧民之责者，亟须捐资，慎选真实药材，如法制备。一有报伤之案，无论跌打损

---

① 仗　原作"杖"，据文义改。

② 另研。各五钱　原作"各五钱。另研"，据文义改。

③ 煅。以上各一两五钱　原作"以上各一两五钱。煅"，据文义改。

伤，金刃他物、骨折骨碎，立即给药。照方医治，勿卧热炕，定有奇效。州县人心为质，遇有命案，往往执罪疑惟轻之论，不肯严办。然与其曲为开脱，以致死者含冤，何如速加拯救，俾两命俱得保全，功德岂不更大乎。其方列下。

冰片一分二厘　乳香一钱二分，去油　辰砂一钱二分　子红花四钱　麝香一分二厘　雄黄四钱　血竭一钱六分　儿茶二分四厘　没药一钱四分　归尾一两

以上十味，共为极细末，瓷瓶盛贮，黄蜡封口，勿令泄气。

一治刃伤及各器械伤，皮破血流者，以药末搽上，包裹，不可见风，血止即愈。

一治跌打损伤，皮肉青肿未破者，用陈醋调敷患处，肿消即愈。

一治内伤骨破，或骨已断折，先将骨节凑准，用陈醋调药末罨敷患处，以纸裹，外加老棉絮包好，再用薄板片夹护，将绳慢慢捆紧，不可移动，药性一到，骨自接矣。须静养百日。如犯房事，必成残疾。

一治刃伤深重，未致透膜者，先用桑皮线缝好，多搽药末于上，以活鸡皮急急贴护，如前骨损养法，即愈。

一治跌打，昏迷不醒，急用一钱，用陈醋冲服，自然醒转，以便调治。

此方神奇，虽遇至重之伤，鲜有不起死回生者。照方医治调养，勿卧热炕，定有奇效，宝之！

破伤风神效方　刑曹案牍，多被殴后以伤风死者。在保辜①限内，于律不能不拟抵。吕太常含晖，刊秘方以济世，其

_____

① 保辜　古之刑律规定，凡打人致伤，官府立限，责令被告为伤者治疗，如伤者在限期内因伤致死，以死罪论，不死，以伤人论，谓之保辜。

效如神。

荆芥　黄蜡　鱼鳔炒黄。各五钱

上方，加艾叶三片，入无灰酒一碗，隔水煮一炷香，热饮之，汗出立愈。惟百日之内，不得食鸡肉。

缀耳鼻法

用人发，入阳城罐，以盐泥固济，煅过，为末，乘急以所伤耳鼻蘸药，安缀故处，以软绢缚定，效。

昔江怀禅师被驴咬落其鼻，一僧用此缀之，如旧。

导气通瘀锭　治跌打损伤，撞破头脑，愈后耳聋奇方。

用不去油巴豆一个，斑蝥三个，麝香少许，以葱涎、蜂蜜和，捻如麦粒形，丝绵裹，置耳中，响声如雷鸣，勿得惊惧，待二十一日，耳中有脓水流出，方可去锭，奇妙无比。

人口咬伤，牙黄入内不出，重则丧命，轻则亦烂成痼①疾，速用人尿洗净，又浸一二时，待其牙黄出后，以鳖甲、龟板，炙酥，麻油调敷，效。肿溃者，人中黄熬水，时时洗之。

金疮犯房事，出血不止者，女人经布，烧灰，酒调服。

跌仆诸伤，凡折伤证，如跌仆木石所伤，或兵器或汤火伤，为证不一，切不可饮冷水，血见寒则凝，多致不救，慎之，即口渴，以温粥之物解之。又不可食热汤、热粥、热酒，恐血沸而出，则亦无救。

从高处坠下，或木石所压，或仆车落马，一切伤损，瘀血凝滞，气绝欲死者，一时无药，但擘开其口，以热小便灌之，即醒，再取净土五升，蒸热，以旧布重裹作二包，更换熨之，勿过热，恐伤破肉，取痛止则已，神效。如跌破，出血不止，伤处以穿旧丝绵，照伤口略大剪下贴上，或先将丝绵（不拘新旧）烧灰，研末，待冷敷上，立能止血。如无丝绵，用干面和生姜汁捣匀贴伤处，亦能止血止痛。如无预备金疮药敷

---

① 痼　原作"锢"，据文义改。

口，即用白蜡刮细末，罨上伤处。不论大小，皆宜包好，勿见风，七日后方愈。如出血过多，昏沉不醒者，以人参五钱煎汤灌下，醒后，用①白米一合，同参渣煮粥服之。出血多者，脉沉细者生，脉浮大者死。若伤处调理不谨，五七日后成脓者，又须外科五仙丹，以收口法治之。

五仙丹 即三仙丹

水银、焰硝、白矾各一两，加入朱砂（水飞净）三钱，雄黄（水飞净）三钱同升，利于收口。

瘀血胀痛鸡鸣散 治②一切跌打压坠，瘀血腹痛。

大黄 酒炒　当归身 酒炒

等分，为末，每服二、三、五钱，以瘀积之轻重增减，早晨空心酒调服，大便中取下黑物，自愈。

如痛不可忍者，加桃仁（去皮尖）二十一粒，大黄用至七八钱，鸡鸣时服。如体虚不能服大黄者，用生地汁一碗，好酒半碗，和匀，温服，三次愈。

跌仆疼痛，跌打未曾出血，内伤疼痛者，延胡索，盐水炒，研，每服二钱，日进二服，陈酒调下。或用乳香、没药，俱在箬叶上炙去油，研细，每服一二钱，酒调下，皆止痛之妙品也。外用葱白，不拘多少，捣烂，炒热，罨伤处，冷则易之，止痛如神，不拘已伤出血，连伤处罨上，止痛止血之第一品也。

跌坏日久，疼痛，用生姜、陈香糟各一斤，同捣烂，炒热，罨伤处。如不急治，一年之后，成东瓜串，不救。

跌伤青肿，新做热豆腐，切一指厚片，贴伤处，冷则易之，数次即消。凤仙花叶，捣如泥，涂肿处，干则再上，一夜血散，效。

---

① 用　原无，据文义补。

② 治　原无，据文义及前后文例补。

伤痕紫黑血不散，大黄末，以生姜汁调涂，一夜黑者转紫，二夜紫者即白矣。兼治内伤，久发疼痛，咳呛吸气，涂之即愈。

气绝不言：跌打损伤，气绝不能言者，韭菜汁、童便各一盏，温服，即醒。常用韭菜汁和酒少许服，且能止痛。

坠跌吐血，荷花，晒燥为末，每服二三钱，好酒调下。

跌打损伤方　患者气未绝，服下即醒。

金灯笼①草，生于麦田内，上有小叶，叶下有子，子中有虫，虫生于小满节气，取之晒干、磨粉，每服三钱，开水送，百发百中。立夏节，虫未去，芒种节，其虫破子飞去，必须在小满节内如法取之。

浑身打伤方

大生蟹一只（小者二三只），捣烂，热黄酒冲服，极醉，一夜即安。

宿伤立愈方

芥菜子研碎　飞面

二味等分用，调和敷伤处，觉痛，则宿伤出而愈矣。

军中第一方

生狗头一只，将肉刮尽，露天火炙存性，为末。须屠户去买，否恐有殃

陈松香五钱　血余炭　人指甲末炭各一钱

共研细末，搽伤处，断者即续，刀伤即愈。即以四味等分，用陈酒冲服亦可。

金刃伤方*

治金刃伤，铁扇散急不可得，即用剃头抹刀旧布烧灰敷伤口，立刻止血结痂，其效如神！

刀斧伤方

韭菜　石灰

---

① 笼　原脱，据此草名称补。

二味捣烂，贴在墙上，晒干，研末，收贮。被刀斧伤，流血不止者，搽上立愈。

又方

乳香_{去油} 轻粉 龙骨 三七 没药_{去油} 儿茶 象皮_{切片，土炒成珠}

上药各三钱，共为细末，以大黄二两、白芷一两、冻石灰一斤，三味各炒粉红色为度，研细，入前药，和匀，收贮瓷瓶。敷刀砍斧伤，流血不止，即愈。

又方

生半夏末，带血敷之，能收口生肌。

又方

松香_{一斤，水煮去苦味，换水数次，至不苦为佳} 银炭_{一斤，打断，烧红，用碗闷熄}

二味为末，收贮。治刀伤、人咬、狗咬，敷之立愈。

又方

陈石灰，用鳖血拌透，晒干，研末，搽患处，立即止血。

又方

龙眼核，剥去光皮，研极细，收贮。治一切金刃伤，敷之无不立愈，止痛收口。用紫降香，锉，研为末，和匀敷之，则①无后患。

金疮石灰散

陈石灰，敷患处，即止血和口。凡疮太深者，不宜速合，加滑石，共为末，敷之。

续骨丹

乳香 没药 儿茶 蚕壳_{烧灰}

上药各等分，为末，每服二钱，接骨，用黄酒送下，欲下瘀血，烧酒送下。

---

① 则 原作"血"，据文义改。

接骨丹

木鳖子_{去壳，一合，炒}　半夏_{三钱}　巴豆霜_{去油，三钱}

上为末，每用二分，黄酒送下。

破伤风方[*]_{方三}　表证，未传入里。

蜈蚣_{一对，炙，研}　鱼①鳔胶_{三钱，炒焦，为末用}　羌活　防风
川芎_{各一钱。煎汤调服}

脉气浮紧者，速服即效。

头面身体，因破伤风顷刻肿胀者，急用豨莶草二两，酒煎服，少顷即可，迟则不救。

一切跌破出血及蛇犬伤，不即药护包扎，以致感冒风寒，或吃发毒物，或疮久不收口，因之风寒并作，身体强直，甚则角弓反张，口吐涎沫，传入阴分，则身凉自汗，伤处反平陷如故者，乃毒气内攻，当用万灵丹发汗，令风邪外出。外用天南星、防风、蚯蚓等分，为末，用生姜、薄荷汁调敷伤处，得脓即效。

万灵丹

治一切肿毒风气，四时感冒风寒，头痛身痛，寒热交作，初病在表，宜发散者，葱白汤化服，出汗即愈。如诸病无表证相兼，不必发散者，只用热酒化服。治病甚灵，有力之家，多备济人，美事也。孕妇忌服。

茅苍术_{八两}　全蝎　石斛　明天麻　当归　甘草_炙　川芎
荆芥　北细辛　防风　麻黄　川乌_{汤泡，去皮}　何首乌　草乌_{汤泡，去皮②}。以上各一两　雄黄_{六钱}

俱为细末，炼蜜为丸，朱砂为衣，以一两分四丸或一两分六丸或一两分九丸三等做下，瓷瓶收贮，以备年岁老壮、病热缓急取用。治破伤风，每用连须大葱白九枝，煎汤一茶盅，将药一丸，乘热化开，通口服，盖被出汗，愈。

---

① 鱼　原脱，据此药名称补。
② 皮　其下原衍"尖"字，据此药炮制法删。

朱砂膏

以熟鸡蛋黄一个，麻油半斤，共煎，化尽，再入头发三钱（剪一寸长），以箸顺搅，化尽，文火煎，方入水飞辰砂、雄黄各一钱，再入黄蜡六钱，搅匀，掇锅地上一夜，待用。治跌打损伤，汤①火伤，以翎毛搽上，即愈。

三黄宝蜡丸　专治跌打损伤，药箭棒毒，蛇虫咬伤，及破伤风，并伤力成劳，女人产后，恶露不尽，致生怪证，瘀血奔心窍，危在旦夕，重者服一钱，轻者服三分或五分，用黄酒下，立刻全生。如被鸟枪打伤，铅子在内者，服一钱，吃酒数杯，睡下，一时汗出，即愈。如外敷，将药用香油热化少许，以鸡翎扫药患处。忌食冷水、生果、发物。

藤黄四两，隔汤煅十数次，去沫　天竺黄三两，如无真者，以陈胆南星代之　雄黄二两，水飞，净　当归尾一两五钱　红芽大戟三两，去骨　刘寄奴三两　琥珀三两　辰砂一两，水飞，净　麝香三钱　儿茶一两　乳香三钱，去油　铅粉三钱　水银三钱。二味同研，则不见星

以上诸药，研为细末，分量称足，再用好黄蜡十四两，炼净，滚汤坐定，将药投入，搅匀，取出，瓷罐收贮。

治箭镞木器伤方

用艾绵，摊成饼子，将硝石细末铺上，再用大蛴螬，捣成末，铺硝石上，包在伤处，一日一夜即出。

又方

用陈腊肉，去皮，取红活美好者，连肥切细，将新象牙末及人指甲末拌腊肉内，剁合一处，厚敷四旁，一饭顷，其镞自出。

一方，巴豆（微炒）同蛴螬虫同研敷之。

治金疮②箭镞伤方

---

① 汤　原作"烫"，据文义改。
② 疮　原作"伤"，据文义改。

真降香一两　五倍子五钱

共为末，搽患处，扎好，即收口。加象皮一两，更妙。

治金疮方

用沥青，不拘多少，为末，加响铜屑，和匀搽，立愈。

又方

陈石灰　无毛小鼠　韭菜根

共捣极烂，作饼，贴在背阴墙上，待干，用刀刮下，研细末敷之。

又方　并治筋骨断。

生半夏　降香节　红铜屑　五倍子炒

上等分，共为末①，搽上，扎好。

又方

降香节　制白松香各一两　血竭钱半　没药五分　文蛤五钱，煅②

共末，搽，扎。

一方，用五倍子五钱，不用文蛤。

双方

五倍子炙　铅丹　血竭　大贝母各一钱　赤石脂四钱　海螵蛸二钱，炙　龙骨二钱

共为细末，搽之。

又方

用好鸡骨炭，掷地有声者，不拘多少，与好松香等分，捣成一块，用老韭菜汁拌入，阴干，如此捣拌三四次，方研细末，收贮，每遇金疮，搽之即愈。切不可饮冷水及稀粥，只吃干饭。

又方

白蜡一两　藤黄三钱

---

① 上等分，共为末　原作"上共等分为末"，据文义改。

② 煅　原作"炒"，据此药炮制法改。

将麻油四两，煎数滚，后下二味，再煎数滚，涂伤处，即愈。此方止痛止血，并治打伤及汤火伤，皆妙。

一方，用白蜡二钱，藤黄一钱，麻油一两。

治刀斧伤方＊　止血定痛生肌。

真降香剉碎，炒存性　五倍子微炒　头发灰

上各等分，为末，搽之，将干箬叶护住，以软帛①扎住，两日一换敷。

立止血方　并治针灸疤肉发红出血，及一切血管出血不止者。

用热黄牛粪涂之，即止。

立止血方

用旧棉絮烧灰罨②之。

集灵接骨膏

生地　当归　大黄　寄奴　雄鼠屎各二两　闹羊③花　红花上肉桂　川乌头　草乌头　大戟　芫花　甘草各一两　甘遂五钱

五灵脂　穿山甲各一两　紫荆皮　血余　地鳖虫各三两　野苎根四两

上，用麻油四十四两，桐油二十四两煎膏④，收好，加乳香、没药、血竭、阿魏各一两，加桃、柳、桑、槐枝⑤更妙，另用地鳖虫末一两，闹羊⑥花末五钱收。

接骨丹

将粪窖内多年瓦片洗净，醋煅九次，研末，每末一两，加五加皮、男子发灰各五钱，好醋调，每岁一分，好酒送下。再

---

① 帛　原作"棉"，据文义改。
② 罨　原作"掩"，据文义改。
③ 羊　原作"杨"，音同之误，据此名称正之。
④ 膏　原作"丹"，据文义改。
⑤ 枝　原脱，据文义补。
⑥ 羊　原作"杨"，音同之误，据此药名称改。

用竹四片，将竹青向内，夹定患处，勿动。若皮破者，勿用搽药。

又方

古铜钱五枚^①，醋淬四十九次　骨碎补去毛，焙，三钱　乳香　没药各去油　自然铜醋煅　土鳖虫用生半夏钱半炒，去半夏用。以上各三钱　血竭二钱

加瓜蒌仁七个，同研^②，共为末，服一分，放舌上，酒送下。头一次加麝香一厘。

又方

用母鸡一只，要一斤重者，杀后连毛、骨剁烂如泥，再将鸡血和肉，再剁，敷于患处，用绸包紧，三日即愈。

透骨丹

治跌仆损伤，深入骨髓，或隐隐疼痛，或天阴则痛，或远年四肢沉重无力，此药主之，真神方也！

闹羊花子一两，火酒浸炒三次，童便浸一次，焙干　没药乳香不去油真血竭各三钱

上为末，称准，和匀，再加麝香一分，同研，瓷瓶收贮，封固。每服三分，壮者五六分，不必用夜饭，须睡好方服，酒可尽量送下，服后避风，有微汗出为要。忌房事、酸寒茶醋等物。虚弱者，间五日一服，壮实者，间三日一服。

桃花散　治跌损刀伤，狗咬烂脚等证。

年久风化石灰十升，炒至桃花色，存性锦纹^③　大黄一两，焙脆，研末

将真麻油调敷，当日敷更妙。

---

① 枚　原作"钱"，据文义改。
② 加瓜蒌仁……同研　原在"服一分"下，据文义移。
③ 纹　原脱，据此药各称补。

加味鼠灰散

陈石灰六两　大黄一两　童子发灰　乳香　没药　蒲黄略炒。各三钱

上，石灰与大黄同炒至石灰紫色为度，研细，取未开眼小鼠，捣极烂①，和药，又捣匀，为饼，布包，悬挂阴处。不拘刀斧等伤，研末，用韭汁拌，敷之。

治跌打损伤方

闪挫初时，即于无风处，将纸捻触鼻内，用力，打喷嚏二三十，则气升而通②，再用胡桃肉捣烂，倾热酒内，尽量，一醉而愈。

又方

用韭菜汁与童便各半，和热酒饮醉。或有折伤脱节，外用糟汤浸洗，忍痛揉上，用竹木绑紧，急寻地鳖虫，炙脆，为末，酒调服，自愈。

又方　治③骨节跌仆脱者。

生蟹一只，打极烂，用滚热酒倾入，连饮数碗，即以蟹渣涂患处，半日间瑟瑟有声，脱处自合。不能饮者，数杯为率。

又方

地鳖虫酒炙，十个　地蟮干焙干，十条　自然铜醋煅，二钱　骨碎补三钱　乳香五分

上为末，加苏木三钱，酒煎服④。

又方　名七厘散。

当归尾　红花　桃仁　大黄酒浸，晒干　自然铜醋煅七次。以上各一钱　土鳖虫去头足，炙焦，五钱　麻黄根烧灰存性　血竭　乳香　没药　儿茶　朱砂　雄黄　古铜钱醋煅七次，以上各三钱　麝香五

---

① 极烂　原作"烂极"，据文义乙转。
② 通　原作"痛"，据文义改。
③ 治　原脱，据文义及前后文例补。
④ 酒煎服　药量过大，其下疑有脱文。

分　骨碎补去毛，三钱

上为末，每服大人一分二厘，小儿七厘，以陈酒送下，出汗为度。

和伤方

用远年地坑中坑沙，其坑虽不必在露天，却要透风，有日光照着者为妙，其沙取滴水石畔凿下厚三四寸者更佳。放屋之①净瓦溜中，风吹雨洒，日晒夜露，常常反转，四五个月，看两面俱白，已无臭气，研极细末，每两配入辰砂二三分。每服五六分，空心放舌上，陈酒送下。此方兼治一切虚劳，吐血发热，并妇人一切血瘀、干血痨证。

治青肿，不拘破不破，不用开刀，一夜复原，不痛。名**松肉葱白膏**

将不精不肥鲜猪肉二斤，去皮骨，加葱白要一斤半，再加明松香三两，研极细末，以筛筛过，方可放在肉内，砧为极细，摊贴患处，以布脚带裹扎紧，不可宽，至周时皮肉还原，与不打无异。床上房内最忌放毡皮等物，须切记②。若脓血水，任其流放，总不妨。

治周身打伤方

用大生蟹一只，小者两三只，捣极烂，大热酒冲服，极醉，一夜即安。

治头面跌仆青紫方

用生半夏末，醋调敷之，神效！

治破伤风

久不愈，项③背强直，牙关紧闭者。

天南星姜汁制，一两　防风一两　蝉蜕五钱

---

① 之　原作"中"，据文义改。
② 记　要作"忌"，据文义改。
③ 项　原作"手"，据文义及此症症状改。

上为细末，每服三钱，滚黄酒一碗调服，再吃生葱三四根，以被蒙头出汗，汗尽为止。忌烧酒。病重者，加鱼鳔一两，炒存性，研末，每服三钱，黄酒调下，其风自退。

一方，名**独胜散**。

但用蝉蜕五钱，去头足，为末，好酒煎滚服之。

临杖预服方

自然铜醋煅七次　当归酒洗，打　无名异洗去浮土　土鳖虫乳香　没药　地龙去土，晒干　苏木

上各等分为末，炼蜜丸鸡头①大，每服三丸，开水下。

治杖伤方

初杖时，甚者即服童便酒、红花酒，伤处用热酒浸揉，洗血净，或未净，即用热豆腐铺上，其气如蒸，则血散矣，豆腐连换数次。或白萝卜煮半熟，打烂，乘热敷上，连换数次②，则不至成杖痈伤命，亦不止溃烂日久也。

又方

用细白矿灰（成块者）五钱，以泉水或井水，入灰于内，化碎，搅数十下，澄清，用麻油小半碗，亦可以前澄清灰水，倾去灰脚不用，清者倾入油内，以箸搅数十下，其油即干，次将大黄细末五钱同研匀，入油内调和，然后敷上，以皮纸盖好，再加草纸，用脚带扎紧，立时黄水血水流尽，松则再扎，肿消痛止而愈。

一方　加生半夏末五钱，白蔹二钱，尤妙！

又方

用毛竹节烧炭，重者五钱，轻者三钱，好热酒送下，其痛立止。

---

① 头　原作"豆"，据芡实别名"鸡头"改。
② 数次　原脱，据文义及上文"豆腐连换数次"文例补。

治棒疮神膏

用猪板油一斤，熬，去渣，再入黄蜡三钱，同熬，滴水，软硬得中，再下乳香、没药（去油）、儿茶各一钱二分，冰片一钱，共为末，即倾入瓷瓶内，候温，再加轻粉末三钱，布上摊贴，三日满口，五日平复。

神效打板膏　治死血郁结，呃逆不食，并夹棍伤烂。

乳香　没药各去油，三钱　轻粉　血竭各三钱　冰片三分　麝香一分　樟脑二钱　黄蜡一两二钱　猪板油熬，去渣，净油三两　儿茶二钱

上为细末，将油、蜡同化成膏，贴患处，昼夜流出恶水，即时苏醒。

治夹打伤方　痛不可忍者。

活鲫鱼一个，约二三两重者　陈酒糟一盅　铜绿①五钱　胡桃肉四两

共捣，敷患处。

预备夹棍方　并名小金莲方

乳香　没药各去油，一钱　蓖麻仁炒　川乌　草乌各五钱

上为细末，将肥皂角二十个，去弦及内外筋膜，同上②药捣极烂，在夹棍先一日做四饼，敷两拐骨，过夜，次日洗去，任夹无妨。并治妇人金莲③，敷在足骨上，过一夜，次日洗去，骨软如绵。

又方

肥皂角四个　地鳖虫二十个　铜绿④五钱　陈糟二两

共捣敷，如前法。

---

① 绿　原作"末"，据此药名称正之。
② 上　原脱，据文义补。
③ 金莲　女子纤足也。
④ 绿　原作"末"，据此药名称正之。

治夹棍疮方

如夹下，将猪肉四两，用胡椒，照人一岁一粒，捣烂，敷上，扎好，不用洗，不可解动，一夜即愈。

又方

一出衙门，即用热童便一盆，将足浸之，如便冷，烧红砖二块淬之，即热，直至童便面上浮起白油，其瘀①尽出，庶不瘀癀，再把肥皂角捣如泥，入鸡蛋清调和，敷伤处，以草纸包裹，用脚条缚紧，一夜不动，即愈。

内服末药方

人中白煅，一两　自然铜五钱　乳香去油，二钱　木耳烧炭存性
牛膝各三钱

共为末，再用牛膝三五钱，煎汤调服。

如无末药，可用当归、川芎、乳香、独活、鳖虱、胡麻、骨碎补、红花、五加皮各一钱，将生白酒一壶，煎数沸，随量饮，避风寒，厚被盖，出汗即愈。如骨伤，加地鳖虫一枚。

治拶②伤方

指上拶过，有凹痕，用银珠和酒磨浓，依痕圈之，自复。

治自刎断喉方

自刎者，乃迅速证，须救在早，退则额冷气绝，必难救矣。初刎时，气未绝，身未冷，急用热鸡皮贴患处，安稳枕卧，或用丝线缝合刀口，搽上桃花散，多些为要，急以绵纸四五层盖刀口上，以女人旧布裹脚周围绕五六转，扎之，颈项郁而不直，刀口方不开。三日后急手解去前药，再用桃花散搽患处，仍急缠扎。过数日，用红肉膏敷患处，外用生肌长肉大膏药贴之，再以绢帛围裹，针线缝紧，俟其长肉，收功。

---

① 瘀　原作"伤"，据文义改。

② 拶（zǎn　攒）旧时酷刑刑具，用绳连小木棍五根，套入手指而紧收之。

桃花散方

石灰半升　大黄一两五钱，切片

二味同炒，至石灰变红色为度，去大黄，筛极细末，一切刀疮出血不止，搽此药俱效。

余粮丸　治脱力劳伤。

皂矾八两，用红醋二茶盅煅至通红色，放地上，出火毒　禹余粮四两，醋煅七次　砂仁四钱，姜汁炒　白豆蔻三钱　枳壳四钱，炒　厚朴四钱，炒　真广陈皮三钱　地骨皮二钱　干漆一两，炒至蜡黄　白芷二钱　川贝母二钱　铁梗茵陈五钱，不见火　海金沙一钱　益母草花五钱　广木香二钱

上各为末，煮黑枣为丸。缓证朝服七分，夜服八分；重证每服一二钱，好酒下。此方不独治肿胀，如妇女干血痨，产后朝凉暮热，男妇反胃噎膈腹痛，小儿吃泥土生米等物，及积年虚黄、脱力、黄疸等证。极重者，服至六钱全愈。孕妇忌服。服此药者，忌河豚，终身忌荞麦。

又方

禹余粮四两，醋煅　皂矾四两，浮麦煅红透　生地二两，醋炒　熟地二两，酒煮　当归一两，酒炒　贝母去心，一两　红花五钱　香附童便浸炒，二两　生木香一两　陈香橼炒，二两　白术土炒，一两　茵陈　杜仲盐水炒　砂仁去衣　蔻仁炒　白芷炒　川牛膝酒炒　川椒焙　陈皮炒　陈松罗①　百草霜②枳壳各一钱　豨莶草酒拌晒　益母草花各二两

上共为末，枣肉二斤，丸桐子大，朝服七分，暮服八分，陈酒送下。忌荞麦、诸豆、面食、鱼腥、萱花、糟物、瓜、茄、生冷。产后去皂矾。

---

① 陈松罗　罗字当为萝，即陈松萝茶。
② 百草霜　其下衍"炒"字，居此药名称改。

诸　风[①]

治大麻风方

此证全身肿胀，头发眉毛俱落，两脚臭烂者重。

将蛤蟆一只，用泥裹之，烧熟，去泥，乘热放瓷碗内，以滚黄酒冲入，上用小瓷碗盖之，泡半时，只服酒，取汗为度，只用一次，三日全愈。

治鹅掌风方

用白鸽粪，为末，夜间先用生桐油涂患处，将鸽粪烧烟熏之。须用旧吊桶，去底，罩火上，以手置桶上，手上用物遮蔽，勿使烟气泄去，熏至黄色为度。熏后勿洗手，须过一夜。二三次即愈。

又方

用紫背浮萍，不拘多少，晒干，瓦上烧烟，将患处熏之，到热时，用卷柏捣汁涂之。极重者，三次必愈。

又方

将豨莶草一把，藏糟一块，煎汤洗手，将生桐油搽患处，用青松毛，扎紧，炭火上烧烟熏手，勿见汤水，次日再搽再熏，如此七日，全愈，指甲坏者俱效，屡试屡验，真神方也。六月伏中治之，更便除根。

又方

用大黄鳝一条，去肠与头尾，切一寸一段，以香油四两，入锅内，将鳝鱼竖起，煎至将枯，去鱼留油，入瓷罐内。将穿山甲烧炭为末，用少许，以此油调，搽患处，将炭火炙。

---

① 风　原作"疯"，据此章内容改。后同，不另注。

又方　并治一切手足风。

用香樟木，打碎，煎汤，每日早晚温洗三次，洗半年必愈。

治鹤膝风方　此证初起，虽用火针及灸，及一切敷提之药，皆不能效，必要使两膝眼发泡，泡穿出黄水，方能奏功。

用老虎脚迹草其根，打烂，入蚬壳内，合膝眼上，扎好，待发泡，挑穿出水，俟其结疤，即能行矣，大约一月痊愈。

一方，用铁线扫①帚草根一分，石见穿草（用根、梗俱红色者佳，连根、梗、叶俱用，如秋冬根、梗俱老，只用其叶）半分，俱要当日取新鲜者，隔宿勿用，同打，加飞面少许，亦扎膝眼上②。

又方

闹羊花　苍术各四两

将童便煎数滚，贴患处。

又方

大肥皂角四个，去核　生姜　葱各四两　大附子八钱　硫黄五钱

将陈米醋一斤煎药③，捣如膏，加樟脑冰一两，共研和，敷患处，止痛。

治白癜风方

硫黄　密陀僧　轻粉各一钱　麝香五厘

共为细末，白水茄蒂蘸药搽之，生姜片亦可，糟茄蒂更妙

治肾囊风，湿热疙瘩作痒，搔之则痛，**名蛇床子汤**。

蛇床子　当归尾　威灵仙　苦参各五钱

用水五碗，煎数滚，入盆内，先熏后洗，两三次即愈。

---

① 扫　原脱，据此草名称补。

② 上　原作"内"，据前文"合膝眼上"文例改。

③ 煎药　与下文不相连属，疑其下有脱文。

治肾囊痒方

用葱三十根，胡椒①各一两，蛇床子末一两，均作三服，煎汤洗之，立愈。

治肾囊肿痒方* 　内有疥虫。

用好花椒，烘脆，研极细末，真柏油调涂，外以旧帛包之。

治肾囊风，肾子肿大。一名绣球风。

将鸡蛋煮熟，去白留黄，炒出油，再用老杉木烧炭存性，调油搽之。

治肾子烂出方

用老杉木（烧炭存性）、苏叶（为末）各等分，搽上，仍以苏叶包之。

治肾子肿如水晶阴汗潮湿方

用灶心土三升，研碎，砂锅内炒极热，加川椒、小茴香于上，将阴囊放在上面，冷即再炒，三次即愈。内服**除湿汤**。

治肾湿方

枯矾_{五钱}　蛇床子_{二钱}　黄柏　大黄　石菖蒲_{各一两}

上为细末，和匀，河水调敷，湿则干搽。或用六一散搽之，亦效。

治男子阳痿囊湿女子阴痒方

用蛇床子煎汤洗之，立愈。

白癜风方* 　由于脾湿②而生，食后即睡者常有之。

白蒺藜六两，炒黄，去刺，研为细末，水泛为丸。每服二钱，白汤送下，一月除根。久服并能耳目聪明。

用青布收稻露，搽患处，十余次全愈。

鹅掌风方　鹅掌风，患于手足掌指皮上，硬而痒，燥裂

----

① 胡椒　据下文"各一两"，其下当有脱文。
② 湿　原作"滞"，据文义改。

者是。

皂荚一条，连壳带子打烂，浸好醋内，每日洗面，蘸醋搽两手，十余日后全愈，不复再发。

又方　鹅掌风，患于手足掌指皮上，硬而痒，燥裂者是。

麻油一两，红砒一钱煅，研①细如面，入油煎至砒枯烟绝为度，去砒留油，有风之处，日以火烘、油搽二三次，至愈乃止。

两手如风，亦鹅掌风之类，用角树滋膏搽手上，三四日愈。

骨槽风治法

患在腮内牙根，形同贴骨疽者是也。初起往往有误认牙疼，多服生地、石膏，以致成痈②，烂至牙根，延烂咽喉，不救。当用二陈汤、阳和丸，用煎服，或阳和汤消之。

二陈汤

半夏　陈皮　茯苓　甘草

加白芥子。

阳和丸

桂枝　麻黄　姜炭。

阳和汤

熟地一两　白芥子二钱　鹿角胶三钱　肉桂一钱　姜炭五分
麻黄五分　生甘草一钱

倘遇溃者，以阳和汤、犀黄丸，每日早晚轮服。如有多骨，以推车散吹入，隔一夜，其骨不痛，自行退出。吹至次日，无骨出，以生肌散吹入。内服保元汤，加肉桂、川芎、当归、黄芪、甘草，收功而止。

---

① 研　原脱，据文义补。
② 痈　原作"功"，据文义改。

犀黄丸

乳香　没药各一两　麝香一钱五分　牛黄五分

上四味，共研末①，取黄米饭一两，捣烂，入末，再捣为丸，如萝②卜子大，晒干，忌火，每服三钱，陈酒送下。

推车散

取蜣螂，炙，研细末，每钱入干姜末五分，研极细，用吹孔内，有骨次日不痛自出。

保元汤

人参　黄芪生　甘草生　肉桂

又方

治法：轻则破相，重则致命。以地骨皮（洗净）一两，大麦冬一两，皂荚（洗净）五钱，同炒，研细。每日早晚以盐汤漱口，后以此药搽之，数月必瘥。

疠风论治

疠风者，大风也，一恶疾名也。此病因得天地间杀疠③之风，及其④酷烈之气，以致遍身疙瘩而起，痒而生虫。然血随气化，气既不施，血为之聚，血聚则肉烂生虫。皆是湿热之所致也。斯疾不外乎阳明一经。阳明者，大肠与胃也，无物不受。风之入人也，气受之，则患在上者多；若血受之，则患在下者多；气血俱受，病则甚重，宁能活斯人乎！其风有五色，黑色不治。虫食其肝，眉落；虫食其肺，鼻崩；虫食其脾，声哑；虫食其肾⑤，足底穿，膝虚肿；虫食其身，则皮痒如虫行。自头面而来是顺风，自足而来是逆风。多因感寒热，与秽浊杂气而成。治法，先以再造散下之，以稀粥养半月，勿妄动

---

① 末　原作"和"，据下文例改。
② 萝　原脱，据此药名称补。
③ 疠　原作"物"，据文义改。
④ 其　原作"乎"，据语序改。
⑤ 肾　原作"心"，据下文"足底穿，膝虚肿"改。

作劳，后用醉仙散，或吐或利。若腮喉面肿，其咽难入，出恶涎水，或齿缝出臭水、血丝者，只以竹管吸食稀粥，或一旬，或一月，面渐白而愈。病之重者，则用换肌散治之。

再造散　治疠风、疙瘩疮，先见下体者。

锦纹大黄—两　皂角刺—两五钱，黑者佳　郁金五钱，生用　白丑头末，六钱，半生半熟

上为末，每服三钱，临卧冷酒送下，或日未出，面东调服，用净桶泄出其虫，黑色者是多年，赤色者，是近日。三日后又进一服，虫尽止药。后宜调理，可用三棱针刺委中穴出血。终身不可食牛、马、骡、驴等肉，大忌房事，再犯必不救矣。

醉仙散　治疠风，疙瘩先见上体者。

胡麻仁　牛蒡子　蔓荆子　枸杞子各五钱，四味同炒　瓜蒌根　白蒺藜　防风　苦参各五钱

上为末，每一两五钱，用轻粉一钱，拌匀。每用一钱，晨午夕三次，清茶调下。服后五七日，先于牙缝内出臭涎水，浑身觉痛，昏闷如醉，利下秽污之物为度。量人大小虚实加减之。忌食盐、酱、醋，诸般鱼腥，椒料瓜果，烧煨油腻及茄子等物。宜淡粥，煮时菜以助之。再宜者，乌梢蛇、白花蛇，淡酒煮熟食之，以助药力则可也。

换肌散　治疠风年深不愈，眉毛脱落，鼻梁崩坏，不逾月取效，如神！

白花蛇　黑花蛇各酒浸一宿　地龙去土。以上各三钱　当归　细辛　白芷　天麻　蔓荆子　荆芥　菊花　苦参　不灰木　甘草天门冬　赤芍药　紫参　威灵仙　木贼　沙参　何首乌　苍术胡麻子　川芎　草乌头　木鳖子　九节菖蒲　沙苑蒺藜各一两

上为末，每服五钱，温酒调下，取醉尤妙，病笃者用此。
按，《医宗金鉴》曰：如无紫参、不灰木，亦可。

五枝萍水汤　治疠风，遍身生疮。

柳枝　桃枝　槐枝　桑枝　楮枝　浮萍

上等分取来，浓煎汤，用大缸盛之，病人坐浸其中，至颈为限。一日俟汤如油，其病如洗，诚仙方也。

又，以荆芥穗、大黄、栀子、郁金、地黄、杜仲、防风、羌活、独活、白蒺藜各等分，为末，以大枫子油，入熟蜜，为丸，梧桐子大。茶清下四五十丸，一日服三次。守戒五年，养心禁欲，永不再发。

大麻风，遍身肿烂，眉发俱落，大蛤蟆一只，用泥裹，煨熟，去泥，以大碗盛蛤①蟆，小碗盖住，冲入热酒，再隔水煮一刻，只吃酒，取汗为度。

又方

大黄—两，煨　皂角刺—两

上共为末，每服三钱，空心温酒下，泻恶物如鱼脑，未泻再服。所下之虫，如乱发状，候虫取尽乃止。

---

①　蛤　原脱，据此物名称补。

癣　疥

治各种癣疮方

用新鲜羊蹄叶，不拘多少，捣烂，加川椒、白糖并食盐少许，以布共包之，浸好陈醋内半日，取布包，搽癣，三日即愈。

治湿癣方

癣成湿疮，浸淫转甚，以至诸药不效者，用芦荟二两，炙甘草一两，俱研极细末，先以温浆水将癣洗净，调敷之，干便瘥，真神方也。

治癣方

大露蜂房一个，以白矾不拘多少①填入孔内，用破罐盛之，仰口朝上，用炭火煅，令白矾化尽为度，取出，共研末，搽癣上，一二次即除根，永不再发。

又方

硝石　石灰　轻粉　硫黄　银珠

上各等分，研细，用老姜汁、榖②树汁、大蒜汁、蜜汁、土大黄汁，共合一盅，将前药入汁内，搅如浆糊，先用穿山甲刮破患处③，取槟榔，切断，蘸药搽，五日愈。

又方，名九熏丹

用上好铜绿二三两，研细，将上好烧酒拌之，须不干不湿，涂于粗工碗底内，翻转合地上，以砖垫露一线，下以薪艾

---

① 不拘多少　原在"一个"之后，据文义移此。
② 榖　原作"谷"，据本药药名改。后同。
③ 患处　原脱，据下文"先以穿山甲刮破患处"文例补。

熏之，候干，再拌再熏，如此九次，少亦要七次，约以青色带
黑为度，然后再研细，将烧酒拌，做成锭子，用时以醋磨搽，
每日三次。三五日后，若觉干裂，以莱油少许润之，七日
可愈。

又方

生半夏三粒　白矾一钱　凤仙花二十朵，梗叶亦可　土大黄根不
拘多少

上共捣烂，和醋少许，先以穿山甲刮破①患处，搽上
即愈。

又方

银珠　藤黄各一钱

将榖树汁调搽，一二次即愈。

又方

川槿皮　海桐皮　尖槟榔　樟脑冰　苦参　黄柏　白及各
二钱　雷丸一钱五分　枫子　杏仁各二十粒　木鳖四个

用火酒浸七日，将穿山甲刮癣，少碎，以酒搽之，即愈。

又方

土荆皮二两　苦参一两　斑蝥一钱，去头足尾，炒黄　土木鳖子
肉三钱　尖槟榔　白矾　生南星各五钱　生半夏三钱

用河水、井水、火酒各一碗，将前六②味先浸一宿，至临
煎时入生天南星、生半夏，再添河水、井水、火酒各一碗，煎
一炷香时候，去渣存汁③，埋土中七日，出火毒，否则发泡痛
甚，不时涂搽。

又方名五黄散

鸡脚大黄　硫黄　雄黄　姜黄　藤黄

① 破　原作"碎"，据文义改。
② 六　原作"七"，据上文"土荆皮……白矾"味数改。
③ 汁　原作"性"，据文义改。

上各等分，为细末，菜油调，涂患处，七日勿洗沐，全愈。

又方

硫黄一两，研细　蛇床子一两，略炒枯，取起，乘热掺入硫黄[1]末，令其收入　白矾　枯矾　炒过花椒衣　樟脑　冰片各五钱　银珠三钱　飞盐三分

上共为细末，以生猪板油（去筋膜，捣如泥）调和少许，先将患处刮破[2]，以手指染药搽之，药不须多，但取滋润，浴后搽之，每日三五次，忌浴三日，即愈。或以柏油调，亦可。并治疥疮。

治癞疥疮方

白矾　枯矾　水银各二钱　雄黄二钱　尖槟榔五钱，忌见火　蛇床子五钱，炒　斑蝥七个，用糯米同炒，炒熟，去米不用

先将水银放罐子内，即入青铅二钱，俟青铅与水银烊成一块，取起，然后将槟榔研细，次将斑蝥，再将白矾、雄黄研，总以极细为妙，诸药和匀，方入水银，再研，用无蜡柏油再研和搽，搽一二次即愈。凡男妇小儿，头上、乳头上、阴囊上俱忌搽，未出痘小儿忌搽。

又方

蛇床子　苦参　芫荑各一两　雄黄五钱　枯矾一两二钱　硫黄五钱　轻粉二钱　樟脑二钱　大枫子肉　川椒各五钱　上各为细末，生猪油调搽。

---

① 磺　原脱，据此药名称补。
② 破　原作"碎"，据前文"刮破患处"文例改。

汗　斑

治汗斑方

白附子　硫黄　密陀僧各一两

上俱为末，用生姜蘸搽，三五日即愈。

又方

密陀僧五钱　硫黄一两

上研细末，醋调，煨姜蘸搽患处，次日即焦，每日搽一次。七日内须忌洗浴，待其黑色退，即愈矣。

治夏月汗斑如疹方

密陀僧八钱　雄黄四钱

上研极细，以姜蘸药搽之。

治痱子方

绿豆粉一两　滑石五钱　轻粉二钱

上为细末，以绵蘸药，扑于患处。

雀　斑

治雀斑方名艳容膏

白芷　菊花_{去梗。}各三钱　白果二十个　枣十五个　珠儿粉五钱
猪胰一个

上，将珠儿①粉研细，余俱捣烂，拌匀，外以蜜拌，酒酿
炖化，入前药，蒸过。每晚搽面，清晨洗去。

又方名玉容散

白僵蚕　白附子　白芷　山奈　硼砂各三钱　石膏　滑石各
五钱　白丁香一钱　冰片三分

上为细末，临睡用少许，水和搽面，人乳和搽更妙。

治雀斑酒刺白屑风皮作痒，名**玉肌散**

真绿豆粉八两　滑石一两　白芷一两　白附子五钱

上共为细末，每晚用数钱搽面。

治雀斑方*　亦治疮疱。

将清水调鹰粪涂之，自愈。

面生黑点如疥，鹿角烧炭，猪油熬熟，调搽。

---

① 儿　原脱，据此药名称补。

疣　　痣

点一切疣痣及瘜肉鸡眼方

桑柴灰、风化石灰各一斤，鲜威灵仙六两，煎浓汁，淋二灰，取汁，熬成稀膏，瓷器贮，用点诸患处，不必挑破，应手而除。

治痣方

用水调石灰一盏，如稠粥样，拣整糯米（不破者），半插灰中，半出灰外，经一宿，米色变如水晶样，用簪挑少许，置米于痣上，半日痣自脱出，不得着水，二三日愈。

小儿初生

治小儿初生下，满身无皮，但是红肉，用早稻米粉干扑，至生皮方止，或以伏龙肝、鸡蛋清调涂。

小儿初生方[*]　即服此药，花痘①稀疏，并不生疮疖。

大黄一分　甘草一分　朱砂五厘，另研末

将上二味人乳浸，饭上炖一时，去渣，加入朱砂，调匀服之。

凡小儿初生，口腭并牙根生白点，名马牙，不能乳食，急用针挑破出血，用好京墨，薄荷汤磨，以手指蘸墨，遍口腭搽之，切勿令食乳，待睡方可。

遍身鱼泡方[*]　初生下，遍身如鱼泡，或如水晶，破②则成水。

用密陀僧，研极细末，干搽，即效。

通便法

初生，二便不通，腹胀欲绝者，急令人以温水漱口，吸吮小儿前后心、两手足心、脐下，共七处。凡三五次，取红赤为度，须臾即通。不尔，无生意。

谷道不通方[*]

初生小儿，谷道不通者，急用金银器或玉簪烧热穿通。不尔，即死。

脐风撮口方[*]

初生七日内，患脐风撮口，百无一活者。急看齿龈之上，

---

① 花痘　指天花。
② 破　原作"碎"，据文义改。

有小点泡，如粟米状，以温水蘸青布或丝绵裹指，轻轻擦破，洗之，即开口而安，不必服药。此法出在《藏经》。

螳螂子方*

代赭石，用胭脂水磨涂，即消。忌割。

又方

巴豆三钱　蓖麻子三钱

同捣烂，入铅丹、冰片各少许，丸如绿豆大，瓷瓶盛贮。遇有此证，用小膏药三个，每用一丸，一贴眉心，其两个[①]贴两足心涌泉穴，隔半日，候起泡，取下，其螳螂子即消去矣。

又方

麝香一分　朱砂五分　螺蛳七个

同捣如泥，涂囟门上，待其自干自落。切勿割[②]去。若极重者，将针微刺患处出血，即用陈墨磨涂，立愈。

按：历代诸书，并无割法，吴俗盛行此风，忍以赤子之颐，就奸妇之刃，每至割毙，不知归怨，故录此效验之方，以告远近，救无数赤子之命。

猢狲疳方

真西牛黄一分五厘　真西琥珀一钱，同灯草研无声　钟乳石一钱
上濂珠五分，同灯草研无声　川贝母一钱，去心　明乳香五分，去油，同灯草研　大冰片一分五厘　绿豆粉一钱　人中黄五分　灯草灰三分

上药共研极细末，每服（称准）一分，另用金银花露、野蔷薇露各二两，和匀，将药末调化，徐徐送下。倘轻者，服五六厘亦可。

敷方

用猢狲粪，炙，研细末，并入前药，调和搽之。倘疳湿者，将干药末一两扑之，亦好。

① 个　原脱，据文义补。
② 割　原作"刺"，据上文"忌割"文例改。

洗方

苦参五钱　　生卷柏五钱　　川椒三钱　　生甘草三钱　　川黄柏五钱
地肤子五钱　　忍冬藤五钱

上药煎浓，逐日洗净，即愈。

初生不乳，用葱管一寸长者三段，即将产母乳一酒杯，同葱放勺内，熬滚与饮，立刻吃乳。

初生气绝不啼，急用棉絮包裹，抱在怀中，不可断脐带，将胞衣置炉炭中烧之，捻大纸条，蘸油点火，于脐带下往来熏之。盖脐带连儿腹，熏时有火气由脐入腹，更以热醋汤烫洗脐带，须臾气回啼哭，方可洗浴，断脐带。

初生啼哭不出方*

凡小儿初生，啼哭不出者，须看舌下，若连舌如石榴子，速以指甲摘断之，或用芦苇削作刀割之，微有出血，即愈。若舌下血出多者，将乱发烧灰，同猪脂油少许熬热①，相和涂之。若小儿齿根有黄筋两条，以芦苇刀割断，猪乳点之为妙。如儿口难开，先点猪乳。初生下地，即不啼哭，奄奄如死者，急看喉间之前，上腭有一泡，速用指甲摘去②，急以棉拭去恶血，勿令咽下，即能通声啼哭③。

小儿初生，不小便者，急用葱白四寸，四破之，乳汁半盏，煎两沸，灌下。

赤白游风方*

小儿在月中，忽然通体红肿，名赤游，或白肿，名白游风，自下而上，过心必死。

用干木瓜（陈久者良），以麻油（如研墨法）在粗盆中磨下，频敷患处，令人着胸抱之，片刻后即干，后又敷之，以愈

---

①　猪脂油少许熬热　原作"猪脂熬热油少许"，据文义改。
②　去　原作"破"，据上文"以指甲摘断"文例改。
③　初生下地……即能通声啼哭　原在"小儿初生，不小便者"下，据文义移。

为度。此证总因着寒，致胎毒与气血凝滞不行所致。

七窍猢狲疳方*

生石膏三钱　冰片三分　白蜡一钱　赤石脂三钱　滑石三钱　青黛一钱

上药共为末，以哺胎鸡蛋调敷患处，倘疳湿，即以药末干敷之，俱可。

治猢狲疳方　是证从肛门或阴囊边红晕长起，渐至遍身，溃烂而死。此证切忌洗浴。用甘草汤揩净，然后用药。此方极秘，神效异常。

绿豆粉一两　标朱一钱　冰片三分　轻粉二钱　牛黄二分

共为细末，将金汁或雪水调，涂患处。如无金汁、雪水，以灯心草①、甘草泡汤调涂亦可。然后服化毒丹。

螳螂子方

细生地五钱　生大黄三钱　麝香一厘

上三味，入好福珍酒浸透②，不可过湿，缚于脚心，男左女右，一周时即消。

小儿雪口方*

硼砂七厘　硝石三厘　铜绿一厘

共研极细末，用新羊毫笔蘸桐油润笔，再蘸药末，敷于口舌上，半日即愈。甚者，敷二三次。

小儿初生，数日内不吃乳，旧方用猪婆乳，然而难得。今用活蚌，剖开，取水三四茶匙服之，即能吃乳矣，神效！

脐烂不干，用白羯子（即羰子）烧灰，敷上即愈。或用枯矾、龙骨（煅过）为末，敷上。

封脐散　断脐带后用。

龙骨一钱，煅　红绵灰一钱　当归头一钱，焙

---

① 草　原脱，据此药名称补。

② 透　原作“烂”，据文义改。

上为细末，用少许干搽脐上。

小儿无辜卒死，取葱白纳入下部及两鼻孔中，气通或嚏即活。

痘

稀痘丹

赤豆小饭赤豆　黑豆　绿豆　粉甘草各一两

为细末，用竹筒，刮去皮，两头留节，一头凿一孔，以药末入筒中，用杉木楔①塞紧，黄蜡封门②，以小绳系之，投入腊月厕中，满一月，即取出，洗净，风干，每药一两，配腊月梅花片三钱，和匀。若得雪中梅花片落地者，不着人手，以针刺取者更妙。如急用，入纸封套内，略烘即干。儿大者用一钱，小者用五分，俱以霜后丝瓜藤上小丝瓜煎汤调，空心服，汤宜多服。服后忌荤腥十二日。解出黑粪为验，一次可稀，三次不出。每年服一次。

代天宣化丸

甘草甲己年土运，为君　黄芩乙庚年金运，为君　黄柏丙辛年水运，为君　山栀子丁壬年木运，为君　黄连戊癸年火运，为君　山豆根佐　连翘佐　牛蒡子佐

先视其年，所属者为君，次四味为臣，君药倍用，臣药减半，佐药又减半，共为末，于冬至日修合，取雪水煮升麻汁，打面和丸，辰砂为衣，竹叶汤下。

万密斋曰：嘉靖甲午春，痘毒流行，死者什八九，乃一厄也。时有预服三豆汤、丝瓜辰砂散。凡方书所载预解毒之法，罔有见效。予思痘疹疫疠之毒，因岁运灾眚之变，难以药解，而人事未尽，又不可委之天数也。于是检阅古方，得五瘟丹，

---

① 楔　原作"砧"，据上下文义改。
② 门　通"口"。

以五运为主，喜曰：此解毒神药也。依方修合，施售于人，莫不轻疏，人皆神之，因命之曰代天宣化丸。

预解痘毒方*

朱丹溪方：初发时，或未出时，以朱砂末三分，蜜水调服，多者可少，少者可无，重者可轻也。

《直指》方：紫草一钱，陈皮五分，葱白头三寸，用新汲井泉水煎服。

《保和》方：鸡蛋一枚，活地龙一条，入蛋内，饭上蒸熟，去地龙与儿食，每岁立春日食一枚，终身不出痘矣。

李时珍方：绿梅蕊，每岁腊月清晨采百朵，以白糖捣饼食，则出痘稀少。

张璐玉方：橄榄核，烧灰，蜜丸，同黄独子服，能稀痘，性专搜涤胎毒也。

又方

橄榄，先涩后甘，生津止渴。患痘疮者，宜多食，以解其毒，而助胃中温和之气，令痘起发也。和甘草汁、朱砂、雄黄、白蜜，可代化毒丹。

异传经验稀痘奇方

蓖麻子三十粒，去壳衣，拣肥大者　朱砂一钱，拣明透者　麝香五厘，拣真净者

先将朱砂、麝香研极细末，后入蓖麻子，共研成膏，于五月五日午时搽小儿头顶心、前心、背心、两手心、两脚心、两臂弯、两脚弯、两胁，共十三处，俱要搽到，不可缺少，搽如钱大，勿使药有余剩，搽完，不可洗动，听其自落。本年搽过，出痘数粒。次年端午再搽，出痘三五粒。又次年端午再搽，永不出痘。如未过周岁小儿，于七月七日、九月九日依法搽之，更妙。男女皆同。传方之家，不出天花，已十三世矣。

立发闷痘方

鳗鱼头一个　鲫鱼勒结两条　癞团脚爪四只　虾须钳二钱

上四味，水煎服之，立发。

倒靥色黑，唇白冰冷，用狗蝇七枚，擂碎，和醋酒调服，移时即红润如旧。

瘢疮入眼方 *

马钱子半个，同轻粉、冰片、麝香为末，左目吹右耳，右目吹左耳，日二次，瘢疮自退。

稀痘神方

凡婴儿，无论男女，用肥大光洁川楝子，一岁至三岁者七个，臼内捣烂，水三碗，新砂锅煎浓，倾入盆内，避风处将新白布一方蘸水，自头至足，遍身洗擦，不留余空，仍将布拭干，避风一刻；四五岁者，用川楝子九个，水五碗；六七岁者，用川楝子十五个，水七碗；八岁至十岁者，川楝子二十个，水九碗；十一岁至十五岁，川楝子三十个，水十五碗，照前擦洗。捣药忌铁器，非但不出痘，且免疮疖。若不信，或手或脚留一处，倘出时，必聚一块。此系神效仙方。洗浴日期，须择七个除日，洗七次。如五月至八月初止，内有七个除日。俱在热天，更妙。

又方

取丝瓜，不老不嫩，才不可食者，悬檐下风干。只将近蒂者二三寸许瓦上炙存性，为细末，每钱配水飞朱砂三分。每服五分，用黑砂糖调服。量儿大小，如初生时，一服最妙，三岁内者，两服，三岁外者，可三四服，能使多者稀，稀者少。此古方也，试过百儿，无不稀少，一儿服最多，竟不出。

又方

麻黄五厘　防风五分　川芎二分　藁本二分　升麻五分　柴胡二分　红花一分　苏木一分　葛根二分　生地五分　苍术二分，酒浸　黄连三分　羌活五分　当归身三分　白术一分　黄芩二分，酒浸　黄柏五分，酒浸　连翘五厘　细辛一分　吴茱萸五厘　陈皮一分　甘草三分上药共重五钱二分五厘，每年立春、立夏、立秋、立冬之前一日，用水两盅，煎至八分，露一宿，次早温服。

又方

金银花一个　甘草四两

熬白糖加入，和匀成膏，每日早晚服一二匙，解一切毒。

又方

金银花，微炒，研，白糖调，不住服，久之可免。

牛黄八宝稀痘丹

小川黄连生，研，净末三钱　明雄黄精水飞，净五钱　明琥珀研极细，二钱　真西牛黄研极细，四分　没药去油，三钱　梅花冰片研，二分　真川贝母炒，研极细，三钱　劈朱砂水飞，净五钱　乳香去油，三钱　羌活研极细，三钱　元参晒干，研细，五钱　青黛水飞，三钱　羚羊角磨汁，晒干，研细，三钱　真珍珠飞净，四分　犀角尖磨汁，晒干，研细，三钱。以上十五味，各为极细末，切忌烘炒。

另用：净银花二两　净地丁二两　甘菊花一两　生甘草五钱　紫核桃肉二两

此五味，用长流水五大碗，入锅内，慢火煎至一半，绞汁，去渣①，滤净，入炼白蜜碗②许，再用桑柴火慢熬至粘箸，再入前十五味细末药，杵和为丸。用③水飞净朱砂五钱为衣，每丸约重一分五厘。未出花者小儿，每逢端午、七夕④、除夕，各服一粒，其⑤岁内小儿减半。

保婴出痘简易良方

金银花　当归　红花　赤芍药　生地　桃仁　荆芥穗以上

---

① 绞汁，去渣　原作"取渣，绞汁"，"取"系去字音近之误，据文义改。

② 碗　原作"盆"，据文义改。

③ 用　原作"加"，据文义改。

④ 七夕　农历七月初七夜。

⑤ 其　原作"期"，音近之误，据文义改。

各一钱　甘草五分

上八味，用水两茶杯，煎至一酒杯；用小儿本身脐带，约二三寸，用清水漂净，木炭火瓦上焙干，研为末，入药，调匀，尽一日内与小儿服完。第一日服药，次日出痘，三日收功，不灌浆，亦不结痂。在小儿初生十八日内，服之有效，过十八日，则不验矣。十八日内，或有脐带未落者，即用收生时剪下者亦可，见过石灰者忌用。瓦上焙干时，煤火忌用。此方以本身脐带为引，大有妙意。士谔识①。

痘后余毒攻眼方*

痘后余毒上攻眼，成内障，用蛇蜕一具，洗净焙干，又天花粉等分，为细末，以羊子肝破开，入药在内，麻皮缚定，用泔水煮熟，切食之，良愈。

涂消痘毒方*

百草霜七钱　干豆腐一方

二味同捣烂涂，可消。

牙痛牙疳方*

大枣一枚，去核，将坑垢放满枣子内，用泥裹，再将湿草纸包好，在火灰内煨透，去泥、草纸，单将枣子、坑垢研细为末，入麝香少许，搽疳上即愈。

治痘疳方　名丝茧散

出蛾蚕茧　白明矾捶碎，入茧内

以炭火，瓦上烧之，令矾汁尽，为末，敷疳疮患处。

防痘入目方*

胭脂，不拘多少，在母②口中嚼汁，频揩儿③眼眶，则痘不入目。如已见点，用牛蒡子，不拘多少，在母口中嚼烂，贴

---

① 此方……士谔识　原在"保婴出痘简易良方"下，据文义移。

② 在母　原脱，据下文"在母口中嚼烂"文例补。

③ 儿　原脱，据下文"贴儿头囟门"文例补。

儿头囟门，则痘不入目。

痘出眼中，用象牙磨水，滴入眼中，即愈。

痘疮入目方 *

目中已生痘，用芥菜子一合，研碎，入百草霜，同研匀，男女各吐津一口，拌匀，作饼，左目则贴右足心，右目则贴左足心，两目皆有，贴左右足心，一昼夜即消。

闷痘及毒重方 *

闷痘毒重，至三四朝后，或二便下血，极危者，觅活蟾蜍，至少四五十只，将儿脱尽衣裳，盖在被内，令侧卧，轻将蟾推在前后心，以次排放至下身，蟾得温气，自能将头顶在儿身，儿得蟾酥开窍，痘自出矣。不要惊动，一昼夜后，将蟾取出，用冷水频频浴之，以解痘毒，切不可伤之。冬间蟾在向阳桑树下，掘之可得。

痘不快发，钱仲阳用板蓝根一两，甘草一分，为末，每服五分或一钱，取雄鸡冠血三五滴，同温酒少许调下。

痘疮便秘，陈文中用肥猪膘一块，水煮熟，切如豆大，四五日便秘者与食，自然脏腑滋润，痂疤易落，亦无损于儿也。

痘疮变黑方 * 沈存中良方。

痘疮稠密，甚①则变黑者，用生猪心血一小杯，龙脑冰片五厘，温酒和服。

李时珍曰：痘疮，火病也，火郁则发之，从治之法，辛主发散故尔。其气先入肺，传于心包，能走能散，使壅塞通利，则经络条达，而惊热自平，疮毒能出。用猪心血，能引龙脑②入心经，非龙脑能入心也。

痘中出蛆方 *

桃叶，不拘多少，揉软，盖在痘疮上，并垫身下，即消。

---

① 甚　原作"盛"，据文义改。
② 龙脑　即上文"龙脑冰片"，下同。

又方

嫩柳叶，铺席上，卧之，蛆尽出而愈矣。

四圣丹　凡痘中数粒不起，变黑而痛者，痘疔也。或紫黑而大，或黑坏而臭，或中有黑线，此中十死八九。惟牛都御使得秘传此方，点之最妙。用：

豌豆四十九粒，烧存性　头发灰三分　珍珠一分

上入豆腐内煮过，研细为末，以油胭脂同杵成膏，先以簪挑破疔，哑去恶血，以少许点之，即时变为红色也。

痘疮黑陷方[*]

穿山甲、蛤粉，炒为末。每服五分，入麝香少许，温酒服，即发红色。

人牙散

人齿脱落者，入[①]瓦罐固济，煅存性，出火气，研末用。凡治风寒外袭，出不快而黑陷者，猪血调下一钱，效。误服凉药太过，致血涩倒陷者，入麝香，温酒服之，其效如神。

痘不落痂方[*]

羊胫骨髓[②]同炼蜜一两，轻粉一钱，和成膏涂之，痘痂即落，且灭瘢痕。

又方

猪骨髓、白蜜，共捣匀，火上熬三五沸，待冷，用鸡翎刷上，数次即落。

移痘毒法　痘疮毒重，浆行不足，回后复发热，结成痘毒，生于要害之处，如两臂弯、两腿弯，谓之四环，痘毒不伤命即残废，可不惧乎！其法至简至易，极其神效。

用生黄豆，在口中嚼烂，藉津气也，涂于痘毒上，不必留头，连涂数次，轻者消散，重者移生他处，不致伤命残废也。

---

① 入　原无，据文义补。
② 羊胫骨髓　其下脱分量。

蛤蟆提浆法

痘疮至七八日无浆，捉大蛤蟆三个，要拣肚皮红色者最佳，用布包其身足，只留头在外，手持蛤蟆，使其口与出痘者之口相对，约一顿饭时久，将蛤蟆放去，再换一个，照前法用三个，其浆自起，屡验。测其义，气血被火毒所伤，血受毒郁，不克化浆，藉此蛤蟆，外吸其毒，气血顿和，自然运行成浆也。

蛤蟆消毒法

痘后结毒高肿，用大蛤蟆一个，取皮，针穿五七孔，盖在毒上，燥则易之，至三四个立消。

梅花丸　治小儿痘疹，起死回生之药①。

腊月，取梅花不拘多少，阴干有一两，外用当归一钱五分，茯苓一钱，升麻五分，竹茹八分，甘草三分，用水盅半，煎至八分，乘②热时将梅花拌浸一日，取出，晒干，研极细末。如小儿病，用雄鸡一只，吊起左足，良久，将竹枪入鸡喉内取血，调梅花末为丸，如绿豆大，滚水送下二丸，即刻见功。如小女儿病，用老雌鸡吊右足，如前取血制造，晒干，以好瓷器收贮，不拘远年近日听用。此方济人，万无一失。小儿临危，任是毒甚，略有微气，用滚水送下，不拘时。只不宜多服。

换痘丹

犀角一两　梅花蕊一两　丝瓜灰一两　雄黄一钱　朱砂二钱
滑石一钱　麝香三分

上为末，用麻黄膏丸如芡实大，每服一丸，酒浆化下。凡痘密，加蚕种皮毛一片。每服此，毒便解，痘即变，另发一层好痘，起死回生。

---

①　药　原作"病"，据文义改。
②　乘　原作"温"，据文义改。

紫金锭　治小儿一切危痘，各照汤引①，磨服神效！

辰砂五钱　陈胆南星五钱　蝉蜕三钱　甘草三钱　麝香一钱
蛇含石四两

共为极细末，饭捣丸，每锭重五分②。

一方，加僵蚕四钱，白附子四钱，白茯苓四钱，白术
四钱。

一方，加僵蚕三钱，白附子五钱，减去甘草一钱。

救逆痘法

痘至七八日或十日，灰陷倒塌，抓破无血，空壳无浆，目
开不食，破损处如焦木灰色，危笃垂死，老白雄鸡冠血，愈多
愈妙，白酒酿十匙，芫荽汁二十匙，三味搅和，隔汤炖，徐徐
热服，少待皮肤红活，即有另发大痘，目复闭合，面复肿，其
内陷之毒，皆复发出，渐思饮食。初与米饮，次与黄芪粥饮，
不必更服他药也。服一次，若未全起，五更再与一服。倘面红
气喘，不妨。

神灯照法　治痘痒塌之极，火到痒除。

川椒　艾叶　红枣　芫荽　茵陈　乳香　白芷梢　陈香橼
安息香

共为末，作纸捻熏照。

白螺散　治痘抓破。

白螺蛳不拘多少　片脑少许

香油调，搽患处，即愈。

鸡肚兜法

痘被厉邪壅遏，毒重不能发越，神蒙狂躁，嚏泪俱无，或
沉默昏睡，渴饮便闭，极点郁白，隐约不显，遍体赤斑，此紫

---

①　汤引　此方后语未见汤引内容，疑有脱文。

②　共为极细末……每锭重五分　原在"减去甘草一钱"下，据文
义移。

斑白闷，不治，逆证也。用鸡肚兜法，百中亦有四五可生者。
法用小雄鸡一只，去头、足、翅，用刀将鸡背破开，去肠杂，
勿落水，勿破肚，勿去毛，再用麝香二三钱，雄黄四五钱，研
末，和匀，掺①入鸡肚内，将鸡肚连药用布帛缚②，扎在脐腹
上，一周时，鸡肛发臭，痘点透出者，可生矣。

治痘后翻疤方[*]　浓水溃蔓延。

赤石脂一两　寒水石一两　浙贝母七钱

为末，干搽。

象牙散　治痘后翻疤。

新象牙三钱　儿茶钱半　僵蚕二钱,炒断丝　珍珠三钱,豆③腐制

共为极细末，宜用油胭脂调涂，毒水如注，渐渐收口。

痘疮余毒，眼目膜障，用蛇蜕一具，洗净，焙燥，又用天
花粉与蝉蜕各等分，将④羊肝破开，入药在内，麻皮缚定，再
用米泔水煮熟食之，旬余即愈。再，蛇蜕用洁白色者，若用杂
色者，有毒。

拔毒散　治痘后手足肩背痘毒壅⑤肿。

韶粉一两　大黄五钱,炒　雄黄三钱,另研　五倍子一两,炒
乳香五钱,另研　没药五钱,另研　铅丹五钱　白及一两,炙　黄柏七
钱,炒　白芷一两,焙

共为细末，蜜水调搽。

治痘毒方

用新⑥鲜楝树根皮，用绿豆捣烂，厚敷患处，立愈。

齿病敷药方　治小儿痘疹余毒，牙龈破烂、出血，或成走

---

① 掺　原作"渗"，据文义改。
② 缚　原作"搏"，据文义改。
③ 豆　原脱，据文义补。
④ 将　原作"以"，据文义改。
⑤ 壅　原作"痈"，据文义改。
⑥ 新　原作"鲜"，据文义改。

马牙疳者，立效，并治大人牙龈①烂，口舌破碎，如神。

人中白一钱　铜绿三分　麝香一分

共为细末，茶洗口牙净后，用指头蘸药末敷上，立愈。

天花开在眼中方

用新象牙磨水，滴入眼，其花即退。

---

① 龈　原脱，据文义补。

疹

疹①证发不透方*

穿山甲五分，炙，为末，收起，先以西河柳一两，薄荷五分，水煎，滤清，入白酒酿山甲末调和，热服。暑月不用酒酿。

胡荽酒　治疹出不透。

以好酒一斤，煎一二沸，入胡荽四两，盖定，再煎，勿令出气，或绢或布浸入胡荽酒内，绞干，于头面身肢揩刷，不可冒一线风，其疹立即透发。并使病者鼻臭胡荽酒气，更妙。

冒风隐没方*

疹发未透，冒风忽隐，肿胀气促，命在顷刻者，用熏法治之。生葱头一二斤，连须捣烂，放在盆内，盆置床上帐中，盆面横一板，将小儿坐于板上，然后将滚水冲入盆内，以葱气熏儿周身，稍温，即抱起，在帐内，勿受一线风吹，疹乃透出而安。

又方

猪粪，炙灰，加砂糖两文②，滚水调服，乃透出而安。再用蜜炙麻黄五分，加入治疹药中发之。

疹后成劳方*

疹回后身热，日久不退，肉削骨立，毛焦发枯，已成疹劳，十死八九。用背阴草（一名凤尾草，生于背阴之处或井

---

① 疹　原作"痧"，据文义及本章病名改，后同。
② 文　量词，指一枚钱之重量。

中），用烧酒同草及雄黄末煎①数沸，将软绢蘸药，在背脊骨上揩拭，从上至下，久久行之，得愈。

闷疹方[*]

时疠壅遏，闷疹发不出者，分开顶门头发，内有红筋红瘰，挑破，闷者即易出。

---

① 煎 其下原衍"热"字，据文义删。

惊

探生散　小儿急慢惊风，诸药不治，以此定其死生。

雄黄一钱　没药一钱　乳香五分　麝香二分五厘

上为末，用少许，吹鼻中，如眼泪鼻涕皆出者，可治。

青礞石散　治小儿急慢惊风，潮涎壅塞，命在须臾，此药入口即活。

青礞石一两，入砂锅内，同火硝一两，用炭火煅令通红，以硝尽为度，候冷，如金色，研为细末，每服二三分，薄荷汤下。

治小儿急慢惊风方*

五月五日午时，取白颈蚯蚓，不拘多少，去泥，活捣烂，加辰砂等分，和匀为丸，如绿豆大，金箔为衣。每服一丸，白汤送。

取蚯蚓时，用竹刀截两段，看其跳快者，治急惊风，跳慢者，治慢惊风。作二处修合，极妙。

急惊者，身热面红，痰盛，忽然手足牵引，啼不出声，目睛上视者是。取活蚌一个，银簪脚挑开，滴入姜汁，将蚌仰天，片时即有水出，用瓷杯受之，隔汤炖热，灌下立愈，神效！

小儿急惊风方*

石菖蒲，捣烂，绞汁二三十匙，老生姜汁数匙，和蜜灌下，即愈。

哑惊风方*

细叶菖蒲，捣汁，和雪梨汁同饮。

小儿惊痫，迷闷嚼舌仰目者，犀角尖五分，磨浓汁，滚水冲服。

小儿五痫方[*]

甘遂末一钱，猪心一个，外以面①糊包，在灶火内煨熟，去甘遂末，连面食之。

秘传抱龙丸　专治小儿着惊吓，伤心肝二经，即唇青，四肢动摇，起卧不安。盖抱者，保也，龙者，象东方肝木也，故此丸为治惊之要药也。

赤芍一钱　川贝母一钱七　防风五钱　桔梗三钱　明天麻一钱七　钩藤三钱三　枳壳三钱　薄荷叶三钱　胆南星七钱　陈皮三钱　天竺黄三钱　茯神二钱

共为细末，炼蜜丸桐子大，朱砂为衣。每服一丸，滚水化②下；有外邪，姜汤化下。

诸羊痫风方[*]

白矾一两　雨茶一两

共为细末，蜜和丸，桐子大。每服五十丸，食远陈茶送下。小儿二三十丸。

急惊风刺法

凡小儿，忽然沉迷不醒，或声气俱变，命在顷刻者，速用针刺大指旁，离指甲如韭叶阔，名少商穴，刺之出血，随时而愈，屡试屡验。

辨虎口纹法

自虎口而上，第一节，名风关，第二节，名气关，第三节，名命关。有纹见风关，易治，透过气关，渐难治，如过三关，则不治。右手之纹，病应脾肺；左手之纹，病应心肝。纹色紫者，风邪在表。纹色青，则受惊。纹色淡红，则受寒在表。纹色深红，则发伤寒痘证。青而红者，惊而热。纹乱则病

---

① 面　其上原衍"干"字，据文义删。
② 化　原作"汤"，据下文"姜汤化下"文例改。

久。纹细则多啼，乳食不消。纹粗，直射指甲，必主惊风恶
证。纹黑如墨，困重难治，不治之症。浑身似火，手足如冰，
或黑掩太阳，或年寿光赤，或青遮头角，皆难治者也。

急惊风方*

小儿之病，莫大于此。其因有二，外感者，耳闻异声，目
见异物，腾然仆地者是也；内生者，由痰生热，热生风也。其
状身热痰甚，面红牙紧，忽然手足牵引，目睛上视，啼不出
声。其治之法，急于通关，且与截风定搐，俟痰热和平，即养
胃安神。

先用绿豆大艾团，灸眉中心三五壮，得喉中出声即愈。或
灸尾尻骨下一指之间，亦以绿豆大艾团灸一壮，喉即有声，灸
三壮立愈。

宜服陈胆南星八分，朱砂二分，同研细，分两服，午前一
服，午后一服，灯心草①、姜汤下，以痰轻热退即愈。醒后，
以菖蒲根捣汁半酒杯，入姜汁数匙冲和，灌下即效。

牙关紧闭，不能进药，先以生半夏、皂角烧炭存性，俱为
末，吹入鼻中，有嚏者生，无嚏者死。

如痰涎壅盛者，用牙皂炭、白矾各等分，研细，每用一茶
匙，白汤下，吐出痰涎即效。

凡惊风抽搐，听其自发自止，勿令人抱束，恐他日而有抽
搐、身肢自动痼疾，以气不得流通故也。

如服药醒后，仍抽搐吐泻者，与制半夏八分，白术、茯
苓、灸甘草各五分，天麻三分，水煎服。

慢惊风方*

多因久病之后，或因吐泻，损伤脾胃所致，则四肢厥冷，
手足微动，眼上视，面青唇白，或乍发乍静，或身凉身热，二
便利，其脉迟缓。治法，培养元气。即有风痰，不得过行消

---

① 草　原脱，据此药名称补。

散，致伤元气也。

人参　茯苓　扁豆炒　陈米炒。各一钱　木香　天麻　全蝎酒洗，炙脆。各五分

上药匀两剂，加姜、枣，水煎服。

慢脾风方[*]

薛立斋曰：慢惊一证，古无是名。既慢矣，又何惊哉？是证或因大病过服寒凉，或因痘后元虚未复，或因伤食吐泻，以致脾亏胃弱，古人谓之慢脾风。其症则四肢厥冷，脉细或伏，面色青㿠，睡而露睛，或额汗不语，便泄不已者，皆是。盖此证无风可祛，无痰可逐，无惊可疗。治法，温补脾胃，急挽元阳也。

人参　白术　炮姜　炙草　归身　枣仁　天麻①　茯苓广陈皮

加生姜、大枣煎。厥冷，加制附子。泄泻，加煨肉果。

黑神丸　治急惊风极效，垂死之儿，一服即瘥。

腻粉一钱五分　金墨　飞面　芦荟炙。各一钱②　麝香　龙脑牛黄　青黛　使君子肉面裹煨。各五分③

上药共为细末，面和丸，如桐子大。每服半丸，薄荷汤下；要利，即服一丸，神效。载《苏沈良方》。

惊风吊④手足法　不论急慢惊风，皆效。

杏仁　桃仁　山栀各七个

上各为末，再用鸡蛋清一个，飞面一文⑤，好滴花烧酒一杯，调和前药。男左女右，扎手足心，用布缚住。过一时，视

---

① 天麻　据上文"便泄不已……无风可祛"语，当用"升麻"为宜。

② 炙。各一钱　原作"各一钱。炙"，据文义改。

③ 面裹煨。各五分　原作"各五分。面裹煨"，据文义改。

④ 吊　据下文"扎手足心"，作"扎"或"敷"义明。

⑤ 文　量词，指一枚钱之重量。

手足心，皆青黑色，则中病矣。

慢惊风吊①**心窝法**　慢惊风，肢体逆冷，痰滞咽喉，如牵锯状，唇绛面青，口鼻气微，昏睡露睛。速用：

胡椒七粒　生栀子七个　葱白七枚　飞面一钱

上四味研末，杵和，再加鸡蛋白半个，调匀，摊青布上，贴小儿心窝。一日夜除去，有青黑色，即愈。如不愈，再贴一个。愈后仍当服补脾之药。

急惊风涤痰法　痰涎壅塞咽喉，其响如潮，名曰痰潮，盖无痰不成惊也。

金星礞石（火煅，研细）一钱，入生薄荷汁内，少加白蜜调和，隔水炖温服之。其药能降痰，从大便出，屡试屡验。慢惊忌服。

惊风熏法

紫苏六七斤②，浓煎一锅，将小儿头热气熏之，再以手巾绞热气汤，遍身揩到，不可冒风。再服紫金锭，即安。

砂雪丸　治急慢惊风。

朱砂一钱　轻粉一钱　僵蚕七个　全蝎三个

上药四味，各为末，秋间取青蒿节内虫百余条，捣和为丸，如绿豆大。每服一丸，研细，人乳调服。

---

① 吊　据下文"贴小儿心窝"，作"贴"字义明。
② 斤　原作"文"，据下文"浓煎一锅"改。

疳

乳母煎药方　小儿患喉疳，乳母亦宜服药，量精神强弱服，分数不拘。

黄连　金银花　连翘　甘草　赤芍　当归　牛膝　桔梗　黑山栀　薄荷　木通

上各等分，用新汲水煎，渣再煎，食远服。

头耳疳疮，将明松香用草纸卷之，浸菜油内半日，取出点火，将淋下油加飞丹、枯矾在内，调匀，冷定搽之。

头面疳疮方*

黄丹三钱　枯矾一钱　黄柏三钱　铜绿三钱　白芷三钱

共研细末，菜油调搽，一二次即愈。

头上疳疮，明松香一两，入葱管内煎过，待冷干了，同飞丹一两，煅过头发三钱，研细，菜油调搽。

治面耳疳疮下疳诸般恶证方*

樟脑二两　铜绿　轻粉　枫子肉各一两　蛇床子二两　雄黄　黄丹　寒水石　硫黄豆腐制。各一两五钱　漏芦　枯矾各二两

共为细末，猪油调搽。

疹痘后走马牙疳方*

白砂五分　冰片一分五厘　白硼砂二钱　人中白一钱，煅　皮硝一钱　雄黄牛粪尖一个，火煅黑存性

共研细末，吹入患处，立愈。

小儿痘后疹后牙疳方

雄黄牛粪尖，须用经霜者妙，瓦上炒成灰存性，每钱入冰片二分，研细，吹患处，立愈。

治小儿走马牙疳方

用女人溺桶中白，以火煅过，研末一钱，铜绿三分，麝香一分，共为末，搽患处即愈。

小儿口疳方* 并治走马牙疳。

冰片一分五厘　甘草二分　儿茶二分　龙骨一分二厘　黄柏五厘　薄荷五分

春夏用薄荷五分，儿茶二分；秋冬用薄荷三分五厘，儿茶一分五厘。腐烂者，加龙骨；走马牙疳，加珍珠五厘，西牛黄三厘；证凶者，方用上二物。

口疳吹药方*

人中白一两　黄柏末一两　青黛一钱　枯矾三钱　冰片少许　文蛤三钱　紫甘蔗皮灰五钱①

共为细末，吹之立愈。

集仙固齿丹

五倍子三分　龙骨二分　甘草三分　蔗皮灰五分　人中白五分　黄柏末三分　青黛一分　枯矾一分　冰片一分　薄荷三分　儿茶三分　黄牛粪尖一个,炙存性

共为细末，吹之。

治小儿口疮方* 并治牙疳。

人龙②用尿洗净，瓦上焙脆，研细，和青黛少许，冰片少许，研匀，搽之立愈。

珠荟散 治水儿疳③积发热，牙疳，并花后牙疳。

真芦荟五分　龙脑五分　薄荷叶五分　珍珠四分,研至无声　真青黛三分　宫硼砂二分　大冰片五厘　儿茶五分

上为极细末，瓷瓶贮好，以蜡塞④口，勿令泄气，临用吹

---

① 五钱　其下衍"炒过"二字，据上文"紫甘蔗皮灰"删。
② 人龙　蛔虫也。
③ 疳　其上原衍"五"字，据文义及前后文例删。
④ 塞　义与"封"近，作"封"义更明。

患处。

治小儿疳积，用蛤蟆一个，放在瓶内，将纸封口，过七日，再用洗净粪中蛆不拘多少，入瓶中，任蛤蟆食之，用炭火煅存性，为末，蜜丸食之。

治头面疳疮及白泡湿毒等疮，并治痘后翻疤、妇人蚀疮，神效。

五倍子一两，去蛀屑，微焙　枯矾二钱五分　没药二钱，去油　飞丹五钱，汤泡淡，炒①　蛇床子七钱，略焙　白芷六钱，烘　真轻粉三钱　明雄黄一钱　乳香二钱，去油

共为极细末，将老松香和熟猪油卷在青客布内，以火燃之，滴油于碗内，待冷，将油调药，搽之即愈。

消疳无价散　治小儿疳积，并治疳眼。

石决明一两半，煅过　炉甘石五钱，童便煅　滑石五钱　雄黄二钱　朱砂五钱　冰片五分　海螵蛸五钱，煅，去壳

共为细末，量儿大小，或三分或五六七分，不落水鸡肝，竹刀切片，上开下连，搽药在内，将箬包好，入沙罐，米泔半碗，重汤煮熟，连汤食尽。眼盲者，服四五服即愈。

鸡肝药方*

滑石六钱，水飞　雄黄二钱　朱砂三钱，水飞，忌见火　冰片三分石决明两半，煅　海螵蛸四钱，煅，去壳　炉甘石六钱，童便煅七次赤石脂三钱，煅

共为末，每鸡肝一具，入药末五分，陈酒、米泔各半盏，饭上蒸熟食之，开瞽复明。

又方，每岁服一分。

疳积夜眼方　名五色鸡肝散

石决明一两，九孔者，童便煅　炉甘石六钱，煅　赤石脂五钱，煅朱砂五钱，水飞，不见火　海螵蛸四钱，炒黄　雄黄四钱　白滑石八钱

---

①　汤泡淡，炒　据此药炮制法，疑衍。

各研极细末，每岁一分，用不落水鸡肝一具，竹刀切开，搽药在内，箬包好，瓦罐内米泔煮熟食之。极重者，二三服即愈。此药忌见铜、锡、铁器。

治小儿夜盲方＊　　或疳积后目闭翳膜者。

羚羊肝一具　谷精草一握

瓦罐内煮熟，不时食之，甚效。

口糜疳疮螳螂子方　小儿口内生疮，色白，名口糜，又名雪口及螳螂子，俱胎火而成。用新蓝布蘸浓煎松萝茶叶汁，揩净口内腻垢，再用鸡蛋清，仍以蓝布蘸少许，用力揩擦患处，以出血为度，重者二三次即愈。

疳膨食积方＊

石燕二钱，要雌雄者，煅，研细末　紫蛤蜊壳二钱，醋煅，研细末
谷精草五分　鸡内软硬肝一具，不落水者，去内垢，用干布揩净

上药加水同煎，待澄清，均几次服，轻者二三服，虽重至脱发者，亦不过数服即愈。愈后忌生冷。

疳膨食积方＊

木鳖子研净，去油　铅丹飞净　黄蜡

上各等分，黄蜡①熔化为丸，如芡实大。每用一丸，刮作薄片，调入鸡蛋内，炖熟食之，重者不过十丸愈。

腹内虫痛方＊

乌梅一个　川椒十四粒　榧子七个　老姜三片②

上，加黑砂糖少许，煎服，则虫尽出矣。

五疳丸　治一切疳疾，肚大筋青，口舌生疮，皆效。

羊肝一具，竹刀切片，新瓦上焙干　白米五钱，炒　海螵蛸二两，醋浸，炒黄

上共捣丸，如黍米大。日服二钱，米汤下。

---

①　黄蜡　原脱，据文义补。
②　片　原脱，据文义补。

疳臌方[*]　久疳腹胀如鼓者。

大蛤蟆一个，剖开，入白豆蔻四十九粒，外用黄泥固济，火煅存性，每服一钱五分，淡酒下，甚效。又，以砂仁易白豆蔻，如法，亦效。

腹中有虫方[*]

小儿喜食茶叶、石灰、炭、生米等类，皆属腹中有虫，宜用使君子六个，将三个灶内煨熟，生者三个，一齐服，逐日如此服，月余可愈，或频食榧子亦可。

益神散　专治小儿肚大青筋，已成疳积，兼治妇人经水不调等证。

川楝子　炒麦芽　炒枳壳　使君子肉醋制，炒　炒乌药　炒枳实　炒猪苓　炒山楂　炒川厚朴　炒泽泻　炒槟榔以上各四两　大黄酒制，炒　莪术醋制，炒　三棱醋制，炒　胡黄连炒　青皮炒。以上各一两二钱五分　绿矾隔纸炒　六神曲醋制，炒。各八两　干漆炒绝烟　苍术醋制，炒。各七钱五分　四制香附十二两　针砂五钱，自往做针铺内去买，用盂钵水飞净，另研极细如尘，方为道地　陈皮一钱五分

上药二十三味，各制、炒，同磨为极细末。每服一钱，清晨用黄砂糖拌和，开水调服，灵验异常。

小 儿 杂 证

小儿咳嗽发喘鼻扇肺胀方[*]

透明生白矾（名白花矾①）一钱，研极细末，用生白蜜三四钱调和，放舌上，徐徐吃即愈。

治小儿痞块，**名三反膏**

生甘草　甘遂　苋菜各三钱　鳖肉一两　卤砂一钱　木鳖子肉四个②

加葱白七根，入蜜少许，捣成膏，摊狗皮上贴之。如药略干，加葱、蜜润下。用二次愈。

治虫方[*]

朝吃榧子三四个，下午吃使君子三四个，其虫即尽。但须兼服补脾胃药，不然，虫尽则伤人，慎之！

治小儿虫积③**方**

榧子三四个，陆续吃完，即愈。

蒜螺丹　治小儿水肿腹胀，小便不利。

大田螺四个　大蒜五个　车前三钱　麝香少许

上，前三味同研，后加麝香，再研为饼，每用一个，贴脐中，将膏药④护之，水从小便而出。

儿金丸　有黄黑二种，通治小儿百病，二种药共十四两。

白丑黄者，用二两，去壳。磨极细，头末　大黄二两　川黄连三钱

---

① 名百花矾　原在"透明生白矾"上，据上下文义移。
② 四个　其下原衍"去壳"二字，据上文"木鳖子肉"删。
③ 虫积　原作"积虫"，据此证名称乙转。
④ 药　原脱，据文义补。

雄黄二两　胆南星五钱　神曲五钱　黑丑黑者，用二两，去壳，磨极细，头末　蛤蟆极大者，用一具，须要黄者，用银罐，入内，用油盏盖住，铁丝扎好，外用炭火煅出黑烟，至黄烟为度，放地上冷透，出火毒，劈开，如墨黑者良，如小者，用两具，五月五日午时煅　青黛一两　石膏一两　滑石一两　胡黄连三钱①

上二种，丸药俱用生研水法，丸如米粞②之大，每岁各一丸，匀服。早晚各进一次。

阳春白雪糕　补养脾胃。

白茯苓四两　山药四两，炒　芡实四两　莲子肉四两③　陈仓米半升　糯米半升　白糖二斤

先将药、米粉蒸熟，再入白糖，印作饼子，晒干。

锅焦丸　小儿常用，健脾消食。

锅焦炒黄，三斤　神曲四两，炒　砂仁二两，炒　山楂四两，蒸　莲子肉四两④　鸡肫皮一两，炒

共为细末，加白糖、米粉和匀，焙作饼用。

肥儿丸　专治小儿肚大筋青，骨瘦毛焦，泻利疳热等症，服之瘦者能肥，弱者能强，效应如神。

建莲肉　山楂肉　山药　白术土炒。各一两五钱⑤　芡实茯苓各一两。以上六⑥味，饭上蒸晒三次　陈皮　泽泻各四钱　五谷虫　白芍药酒炒　神曲炒。各五钱⑦　甘草三钱

上为末，炼蜜为丸，如弹子大，空心米饮汤送下三四钱。此药不甚苦，平时可以常服。若在泄泻，但为末，米汤调服，

---

① 三钱　其下衍"神曲五钱"五字，据上文"神曲五钱"删。

② 粞（xī 西）碎米也。

③ 四两　其下原衍"去心"二字，据上文"莲子肉"删。

④ 四两　其下原衍"去心"二字，据上文"莲子肉"删。

⑤ 土炒。各一两五钱　原作"各一两五钱。土炒"，据文义改。

⑥ 六　原作"五"，据上药数目改。

⑦ 炒。各五钱　原作"各五钱。炒"，据文义改。

或少加白糖亦可。瘦极成疳，加芦荟三钱。腹中泄泻，加面煨肉豆蔻三钱。内热口干，加姜汁炒黄连三钱。外热，加柴胡①。骨蒸，加地骨皮五钱。肚腹胀大，大便稀少，肠鸣作声，加槟榔五分，木香一钱。

饭灰方　此方修合济世，灵验异常，不论大人小儿，风寒食积，头痛发热，大小便闭不畅，消导运化立效，稳妥之极矣。

制厚朴八两　焦茅术六两　制半夏六两　公丁香六两,忌火　白茯苓十二两　小青皮六两　广藿香六两　新会橘皮十六两　六神曲十六两　黑山楂肉十六两　瓜蒌仁五两　鸡内金一百两,不落水者　广木香四两,忌火　陈黄米一百五十两,炒黑,另磨粉,拌和　桂枝六两　防风六两　葛根六两　荆芥六两　枳实六两　苏叶五两　桔梗五两　升麻四两　川芎四两　独活四两　槟榔六两　麦芽十六两　羌活四两　炮姜十二两　秦艽四两　薄荷六两

上药各炒，磨末拌匀，惟木香、丁香忌火，须晒干，磨末和匀，盛桑皮纸袋内，封口，勿令出气。每服②三四钱，开水送下。此药须藏干燥处，不可着湿，否则有霉变之患。

童劳方＊
鲜地骨皮三钱　燕窝屑一钱　红枣子七个
煎服，效。

顿咳方
每日用鸡蛋一个，一首开去一孔，纳入贝母末、洁白三盆糖等分，约共三钱，在饭锅上将蛋孔向上蒸熟食之，吃至七个即愈。

又方
建兰叶同冰糖煎服。

---

① 柴胡　据前后文例，其下脱分量。
② 服　原作"袋"，据文义改。

又方

日久不愈者，生西瓜子，日日煎服之，即愈。

小儿目赤，黄连一钱，研末，人乳调涂足心内，即愈。

梦中遗尿方*

鸡肫皮两个，烧存性　鸡肠一具，焙燥，烧炭　猪胞一个，炙焦

上俱为末，每服二钱，酒调下，男用雌，女用雄，三四次愈。

胎毒攻眼方*

胎火胎毒，上攻两眼，或月内或月外，目红不堪，赤烂将瞎，取蚯蚓泥，捣涂囟门，干则再换，二三次愈。

胎癞方

白矾　松香各五钱　葱白头七枚

上三味，饭锅上炖熟，待冷，研细，再加铅丹三钱，冰片三分，用麻油调敷，即愈。

赤游风方*

千脚泥一两，晒干或烘干　珍珠三分

上各研极细，和匀，菜油调敷，即愈。

蟮拱头软疖方*

大枳壳一个，泡软，去穰，摩平口，以面糊合在疖上，一周时脓血自出。

又方

葱头，汤洗净，用钱局内无用烊铜罐子底研末，菜油调涂。

腊梨头①方*

白壳虾、白糖，同捣烂，剃头后刮去疮盖涂之，但极痒难忍，切不可搔，结硬不痒，虫在盖内矣。再涂二三次，全愈。

肥疮方*　其疮生在头发上者即是。

---

① 腊梨头　民间俗称名，据治症，指"鬎鬁头"。

松香一文①　白矾一文　铅丹四文　花椒二文　猪网油十文

上五味，捣烂，卷在五寸真青布内，连布在火上熏出油涂之，数次即愈。

小儿胎痰方＊　独生一个，白色不红者。

天南星　半夏　川乌头　草乌头

俱生用，等分，研末，或葱、蜜，或鸡、鸭蛋清调敷。一切外证色白者，皆可用。

胎癞名粉艾丹

先用猪肝汁浴净，再用宫粉调涂，碗内晒干②，用艾熏至老黄色，取下，为末，绢袋盛贮③，扑之。

小儿白秃癞疮名美百膏

百草霜一两　雄黄一两　胆矾六钱　轻粉一钱　榆树皮三钱

用石灰窑内烧红流结土渣四两，共为细末，猪胆汁调，剃头后搽之，神方也。

治白秃头疮方俗名腊梨头。用：

皂矾一钱，炒红　土楝树子三钱，炒　黄豆五钱，炒焦　川椒一钱，炒出汗

共研极细，以豆腐泔水洗之，待燥，用柏油调搽，即愈。

小儿头上黄水疮及秃痂神效，名香粉油

黄丹一两，水飞　无名异一钱，炒　宫粉一钱，炒　轻粉三分，炒　片松香三两，为末

上④入葱管内，用线扎定，水煮融化，去葱，候干，共为细末，香油调搽，神效！

治黄水疮，名八宝丹

---

① 文　钱之枚数也。
② 先用……碗内晒干　文义不属，疑有脱文。
③ 盛贮　原脱，据文义及前后文例补。
④ 上　原无，据文义补。

螵蛸一两，去骨①　赤石脂一钱二分，煅　文蛤一钱二分，煅②
白龙骨八钱　儿茶一钱　枯矾一钱　黄丹一钱　宫粉七分

共为末，搽上，神效！

治小儿黄水疮，不论头面遍身俱有，水流湿处即生。用铅粉，不拘多少，研细，井花水浓调，糊干大碗内，将艾火熏烟覆碗内粉至绿色为度，取下，研细，疮湿者，干搽，干者，用麻油调搽。

治黄水疮方

石膏三钱，飞　龙骨三钱，飞　片松香三钱　白矾三钱，煅

上药共研细末，以鸡蛋黄熬油，和前药敷上。

治小儿体肥，身后、腋下、阴间湿痒者。用海螵蛸，研末，炒微黄，敷之，甚良。其次用宫粉敷之，亦好。

治小儿蟮拱头方*

铜绿八钱　杏仁七十五个，去皮尖　木鳖子五个，去壳　乳香五钱
没药五钱　血竭一钱　轻粉一钱　明松香四钱　蓖麻子肉一两

共捣成千捶膏贴之。

又方

用死猫头一个，在瓦上煅焦黑存性，研末，掺在加味太乙膏上贴之，即愈。

小儿鼻衄，不能吃乳，鲜生地黄捣烂，取汁灌之，即愈。

小儿蟮拱头方*名绿燕丹

取多年柏油，入铜勺内熬滚，去渣，再入铜绿、生矾、燕窝泥调匀搽。

小儿头上生游丹，欲砭者，必令卧在凳上，将脚跟一头用砖二块垫起凳脚，以坠毒气于头顶，然后用瓷锋贬之，使毒气皆从头顶而出。若乳母抱立，则毒气顺下，壅塞咽喉，必难生

① 骨　指海螵之壳言。
② 煅　原作"炒焦"，据此药炮制法改。

矣，慎之！慎之！！

赤游丹方[*]

青黛_{二分}　雄黄_{五厘}　蜒蚰_{一条}

用瓦松一枝，同打烂，绞汁敷。

又方　活蜒蚰、葱头、飞面，鸡蛋清调敷。

一方，加白蜜少许。

妇 人 经 带

通经秘方 郑虚庵万金方

用船上多年灰条，炭火煅红，淬入好烧酒内，取出，候干为末。每服三钱，好酒送下，空心服。第二服，红花酒下。第三服，大黄酒下。三次见效，如神。此专通经用者，审之。

经闭方

蓬头七个，陈福珍酒半斤，将蓬头置酒中，饭镬上蒸熟①临卧服之，连服三日即愈。

痛经方

新胭脂，泡浓汁，去渣，拌荞麦面为丸服之，数次即愈。

治干血痨奇方 过三年者不治。

用白鸽一只，去肚肠净，入血竭，一年者一两，二年者二两，三年者三两，用针线缝住鸽腹，用无灰酒煮数沸，令病人服之，瘀血即行。如心中慌乱者，食白煮肉一块，即止。

治妇人女子带下虚脱证极效方

芡实粉二两　白茯苓二两　赤石脂一两, 煅　牡蛎一两, 醋煅禹余粮一两, 煅　牛角腮一两, 炙黄

共为末，好醋一杯，拌和前药，晒干，再捣为②末，打糊为丸，每服二钱。

治妇人久积虚寒，小便白浊，并滑数不禁，用鹿角屑，炒黄为末，每服二钱，温酒空心下。

治妇人脏躁之方证，好哭悲伤，颠狂骂人，如有鬼神

---

① 熟　原作"热"，据文义改。

② 为　原脱，据文义补。

（平时女人好哭，自己不知其故），服之最妙。

生甘草一两　小麦一升　红枣十枚

水六升，煮三升，分三次服即愈。

经闭方＊

土鳖虫一个，炙存性　上好血琥珀末五钱　麝香三钱

酒打和为丸，每服三分。

月内唾红仙方　治妇人月水临期，咳痰吐红，神效！

木耳一两，炙炭，研末，每日空心用陈福珍酒调服一茶匙。

逆经方＊　久闭，血从口鼻中出者。

用好陈墨，水磨一杯服之，其血即止，次用当归尾、红花各二钱，水煎服；或服韭菜汁甚效。

血瘕方＊　经闭结，成血瘕，腹胁胀痛欲死者。

水红花　马鞭草各一斤洗净，煎浓，去渣，熬成膏，配入　当归　生地　川芎　白芍药酒炒。各二两①　没药去油　红花　乌药　木香各一两　延胡索　五灵脂各一两五钱。俱为末，和前膏

少加米糊为丸，桐子大。每日空心温酒送下五七十丸，以好为度。

白带年久不愈，赤白带下，诸药不能疗治者，贯众一个，全用，揉去毛及花萼，以米醋蘸湿，慢火炙焦②为末，空心米饮下，每服二钱。累试累验，能不再发。

---

① 酒炒。各二两　原作"各二两。酒炒"，据文义改。
② 焦　原作"熟"，据文义及此药炮制法改。

崩　漏

胶红散

陈阿胶一两，米粉拌炒成珠　全当归一两　藏红花八钱　冬瓜子五钱

上以天泉水煎服两次，然后去渣。此方治年迈妇人骤然血海大崩不止，亦名倒经，服一剂，其崩立止，极效。若身发热，再以六安茶叶三钱煎服一次，身热即退。后用六君子汤加当归、白芍药而愈。

有少妇，大崩不止，服大补剂不效，汤饮不下，昏晕几次，势在危笃，即以此方减去红花一半，投之立效。昔名医叶香岩先生云：初崩宜寒，久崩宜通，其即此义也。

血海败秘方

女贞子五钱　当归身三钱　北沙参三钱　新会橘皮二钱五分　建莲子肉五钱　紫丹参二钱五分　绵黄芪三钱

上方用童子雌鸡一只，以线缉毙，去毛杂，将药置鸡肚内，烧透，去药，食鸡及汤。忌盐。

地榆苦酒煎

妇人行经之后，淋沥不止，名曰经漏。经血忽然大下不止，名曰经崩。若其色紫黑成块，腹胁胀痛者，属热瘀。若日久不止，及去血过多，而无块痛者，多系损伤冲任二经所致。补之仍不止者，当防其滑脱，宜用地榆一两，醋一酒杯，加水煎，露一宿，次早温服，立止神效！

血淋，用发灰二两，藕汁调服。痛甚者，三日即愈。

治血崩方[*]

大生地一两，炒　龙骨四钱，煅，研极细　生牡蛎四钱，煅，研极

细　石榴皮三钱，炒　乌梅肉三钱，炒　阿胶六钱，蒲黄炒　陈棕榈炭三钱　百草霜三钱　陈京墨三钱，炒

上研极细末，用淮山药五钱，研末，醋水打糊为丸，分作七日服。内加人参三钱，尤效。或用人参汤送下。

血崩方

陈棕榈炭　百草霜各一两

共为末，每服一钱，陈酒送下，即止。

治血崩不止，用陈棕榈、棉花子二味，烧炭存性，黄酒送下，即止。

月水逆行，上出口鼻，韭菜汁、童便温服。

小便血，鲜地骨皮，洗净，捣自然汁，无汁，以水煎浓汁。每服一杯，加酒少许，食前温服。能清心肾，开郁结，兼以分利。若专温补，反生湿热为害矣。

胎　前

惯常三月滑胎方*

南瓜蒂，瓦上炙炭存性，研末，有孕两月起，每月吃一个，拌入炒米粉内同食。

又方

鸽蛋一个，开去一小孔，纳入人参五分，隔水炖熟或饭上蒸熟，每日吃一个。

又方

受孕后，用苎麻根三钱，糯米煮粥食，一月五七次。

胎漏下血不止，生地黄五六钱，淡酒煎浓服。

无故下血，用陈阿胶一两，炒为珠①，酒煎化，匀两次服。如血热者，加生地二两，煎汁，和匀服。

胎动恶漏方*

妊娠，忽然下黄汁如胶，或如豆汁，胎动腹痛，此气虚也，糯米五合，黄芪一两，煮粥食之，即止。

琉璃胎方*

受孕之后，肚腹头面浮肿者，用赤茯苓二钱，防己、苏叶、桑皮各一钱，木香五分，水煎服之，间数日一服。

安胎散又名泰山磐石散。治气血两亏，或肥而气虚，或瘦而血热，或脾胃素虚，倦怠少食，屡有堕胎之患。此方药味和平，兼养脾胃。

人参　当归　续断　黄芪蜜炙　黄芩酒炒。各一钱②　熟地八

---

①　珠　原作"末"，据此药炮制法改。

②　酒炒。各一钱　原作"各一钱。酒炒"，据文义改。

分　甘草炙　砂仁研。各五分①　白术二钱，土炒　川芎　白芍药酒
炒。各八分②

加糯米三钱，水煎，远食服。如觉血热者，倍加黄芩，少
用砂仁。如胃弱者，多用砂仁，少用黄芩。有孕之后，三五日
进一服，四月之后，方无虞。宜戒欲事、恼怒，忌酒、醋、辛
热之物。

治孕妇痢疾秘传妙方

用鸡蛋一个，破一孔，如指大，以银簪脚搅匀，入铅丹三
钱五分，用纸封口，在饭锅上蒸熟食之，即愈。

安胎方　胎气不安，或腹痛，或腰痛，或饮食不甘，俱宜
服之，或五六个月常服数帖，最妙，足月亦可服。

人参五分，虚者加倍　白术一钱，土炒　陈皮五分　甘草三分
当归一钱　川芎八分　白芍药一钱，炒　砂仁七分，炒　紫苏一钱
香附六分，炒　黄芩一钱，炒

腹痛，加白芍药；腰痛，加盐水炒杜仲、川续断；内热口
渴，去砂仁，加麦冬；见红，加酒炒地榆、生地。以上各
一钱。

又方

当归身钱半　川芎七分　白芍药一钱，炒　熟地一钱　白术钱
半　条黄芩钱半，炒　砂仁一钱，炒　陈皮一钱　紫苏梗五分　炙甘
草四分

如或下血，加炒③蒲黄、阿胶；腹痛，加香附、枳壳。如
恶阻，加竹茹，去地黄。

治胎漏方

用炒熟蚕豆壳，磨末。每服三四钱，加砂糖少许，调服。

---

① 研。各五分　原作"各五分。研"，据文义改。
② 酒炒。各八分　原作"各八分。酒炒"，据文义改。
③ 炒　原脱，据蒲黄炒止血、生活血补。

治死胎不下，皮硝二钱（壮者三钱），寒月加熟附子五分，酒半杯，煎二三沸，温服。

治胎衣不下，用牛膝三钱，冬①葵子五钱，水煎服。

堕胎下血不止　妊娠，堕胎后，血暴下不止，面黄唇白者，名曰脱营。宜用独参汤，峻补其气，以生其血，所谓无形能生有形也。

子死腹中论　凡一应伤胎，子死腹中者，须当急下，勿使气奔心胸。然必验其舌青面赤，肚腹胀大，腹冷如冰，久之口中有秽气出者，方可议下。

下胎缓剂，佛手散，方见临产门。下胎峻剂，平胃散。

苍术二钱，米泔水浸，炒　陈皮二钱　厚朴二钱，姜汁炒　甘草六分

上加水酒各半，煎浓，入朴硝三钱，再煎三五沸，温服，即化水而下。

下死胎方

百草霜二钱　伏龙肝五钱

上药共为细末，酒、童便调服②二钱，少顷再服，三服即下。

玉液金丹

人参二两，老山者佳　当归身一两二钱，酒炒　白术八钱四分，制　川芎二两四钱　茯苓六两四钱　阿胶二两六钱，酒化　甘草三两二钱　蕲艾六钱七分　生地一两二钱　黄芪一两二钱，蜜炙　白芍药一两六钱，酒炒　苁蓉一两二钱，漂淡　麦冬二两五钱，去心　香附二两六钱，四制　川贝二两二钱，去心　广橘③皮一两六钱，盐水炒　川断六钱四分，酒炒　枳壳一两二钱　杜仲二两六钱，姜汁炒　楂肉八钱四分　血余八钱四分，

----

① 冬　原脱，据此药名称补。
② 酒、童便调服　原作"酒调童便服"，据文义改。
③ 橘　原脱，据此药名称补。

煅，净　厚朴一两五钱，姜汁制　山药四两三钱　苏叶二两五钱　建莲六两四钱，去心　羌活八钱四分　木香八钱五分　沉香一两六钱　砂仁二两九钱　西琥珀八钱四分　丹参四两二钱　黄芩一两二钱　菟丝子三两二钱　益母草六两四钱　大腹皮八钱四分　潼蒺藜二两二钱

　　此丹治胎前、临产、产后及室女月经不至、潮热等证，奇效屡著，活人不少。修合之法，先选择前料，日中晒燥，各磨细末，照方戥准，供于净室，虔礼斗忏三天，大悲忏三天，告圆之日，用炼蜜五斤，并酒化阿胶，和匀，于石臼中杵六千锤为丸。每丸二钱，再晒极干，用朱砂为衣，白蜡为壳，藏贮燥处。济世救人，灵效无比。然灵者药之力，其所以灵者，忏之功。惟愿人之有福慧者，或捐资，为劝募，照法修合，广施济众，俾妇人怀孕，难产无虞，赤子达生，燕胎克遂。上天好生，引丹之施，正曲体好生之德，阴功能不大乎。人若发愿为此善举，将见作善降祥，当不特身膺福极，亦且并子若孙，而共获余庆①矣。此方之治病，略附数则于后。

　　一初孕疑似之间，腹胀呕吐，用蔻仁三分煎汤下。

　　一头晕，用防风八分煎汤下。

　　一头眩，用炒金银花一钱五分煎汤下。

　　一胎动不安，用艾绒五分，子芩一钱，煎汤下。

　　一子呛，用桑白皮五分煎汤下。

　　一子烦，用淡竹叶七片煎汤下。

　　一子悬，胎动不安，如物之悬于虚中，荡而难住，神昏身狂，用赤茯苓八分，葱白一个，煎汤下。

　　一子冒，危于子悬，血热，心火太盛，胎气上冲于心包，冒于心上，面红，牙关紧闭，气绝欲死，用麦冬一钱，羚羊角五分，煎汤下。

　　一子肿，用五加皮一钱，赤茯苓一钱，煎汤下。

---

　　① 余庆　犹余福泽及后人。

一子淋，用车前子一钱煎汤下。

一漏胎，用原生地二钱煎汤下。

一尿血，用粳米煎汤下。

一小便不通用冬葵子八分煎汤下。

一潮热，用知母一钱五分煎汤下。

一咳嗽，用杏仁一钱二分，桑白皮五分，煎汤下。

一感冒、疟疾，用苏梗四分，荆芥五分，煎汤下。

一仆跌损胎，用白术五分，当归一钱，煎汤下。

一半产，用益母草二钱煎汤下。

一临产交骨不开，用龟板三钱煎汤下。

一横产、难产，数日不下，及胎死腹中，用川芎一钱，当归二钱，煎汤下。

一胞衣不下，用牛膝二钱，檀香一钱，煎汤下。

一恶露不行，用五灵脂五分，桃仁五分，生蒲黄五分，煎汤下。

一产后喘，或藕汁半杯，或姜汁三匙，当审证用之。

一虚脱，用人参五分煎汤下。

一胎前产后利，用米仁①三钱煎汤下。

一产后肿胀，用茯苓皮一钱五分，当归一钱，煎汤下。

一褥劳，用官燕三钱煎汤下。

一倒经吐血，用藕汁下。

一崩漏，用淡白鲞三钱煎汤下。

一经期，或前或后不准，以至于不能②受孕，每逢天癸到时服三丸，即能调经受孕，用开水送下。

一胎前产后，患证不一，不及遍载，俱用开水送下，无不立效。

---

① 米仁　即薏苡仁。

② 不能　原脱，据上下文义补。

一此丹虔诚修合，神效莫测，有回生起死之奇功，服者幸勿轻视。

何德扬难产方

云母石粉，温酒调服二钱，入口即下。

产难危急方[*]

用寒水石四两，生用二两，煅赤二两，同研细末，入朱砂五分，研匀，如桃花色。每用三分，井花水调如薄糊，以纸花剪如杏叶大，摊上，贴脐心，候干再易，不过三上即产。横生、倒生、死胎皆验。

凡有倒产，儿足先下者，因儿在腹中不能旋转，故足先出来，谓之逆生，须臾不救，母子俱可以亡。若令产母仰卧，令收生之妇将足推入，一则恐产母惊吓，二则收生者虽精良妙手，反致伤人性命，不若以小绢针于儿脚心，刺三五次，用盐少许涂刺处，儿脚缩进，顺生。谚云，讨盐生者，亦即此法也。并以盐摩母腹上。

交骨不开方[*]　产妇交骨不开，有因气血不足者，有因初次胎产者，二者均宜用开骨散，即佛手散。乃通其阴气也。

全当归一两　川芎五钱　败龟板手大一片，醋炙，研碎　生过子女妇人头发三钱，煅灰

如气血不足者，加人参服之，可使其骨立开。

便产神方此即唐宫秘方，名之曰十二味剂方，义甚精妙，士谓。　专治一切产证，怀孕，不拘月数，偶伤胎气，腰酸腹痛，甚至见红，势欲小产者，并一服即安，再服全起。又或临产交骨不开，儿死腹中，横生逆产，至六七日不产，命在须臾者，服此无不神效。但临月多预服三五剂，即无难产之患，真济世神方！药料炮制宜精，分两须准，不可增减，草率自误。

蕲艾七分，醋炒　白芍一钱二分，酒炒，冬用一钱　厚朴七分，姜汁炒　川贝母一钱，去心，净　川芎一钱五分　羌活五分　当归一钱五分，

酒洗① 甘草五分 枳壳六分，麸炒 生黄芪八分 荆芥穗八分 菟
丝子一钱，拣净，酒泡

上，加生姜三片，水一碗半，煎至八分，预服者，空心
服，临产及胎动不安者，随时煎服。产后不可服。

难产三日不下方＊

车前子为君 冬葵子为臣 白芷 枳壳为佐

上药君四臣二佐一为法，已服，午生。《本草》以车前为
催生要药也。

急救难产良方

三麻四豆脱衣裳，合研细末加麝香，共成一饼贴交骨，须
臾母子两分张。

此方用蓖麻子三个，巴豆四个，均去皮，加麝香二分，同
研成饼，贴产门上交骨，其胎产下。如月份未足，胎或转动，
不可轻用。若足月临盆，周日不下者，用此立验。仪征张姓妇
生产，三日不下，子死腹中，命在呼吸，照方配用，死胎产
下，产母保全。

佛手散 治一切胎气不安，或因病后，或因跌磕伤胎，子
死腹中，疼痛不已，口噤昏闷，或心腹饱满，或血上冲心者，
服之生胎即安，死胎即下。又治横生倒产，及产后腹痛，头痛
发热。逐败血，生新血，能除诸疾。

全当归五钱 川芎三钱

水七分，酒三分，同煎至七分，温服。

当归、川芎，为血分之主药，性温而味甘辛，温能和血，
甘能补血，辛能散血也。古人必以当归君川芎，或一倍或再倍
者，盖以川芎辛窜，捷于升散，过则伤气。故寇宗奭云，不可
单服久服，亦此义也。然施之于气郁血凝，无不奏效，故用以
佐当归而收血病之功，使瘀去新生，血各有所归也。血有所

---

① 酒洗 原作"洗酒"，据文义乙转。

归，则血安其部，而诸血证①愈矣。

若夫气虚难产，产后血脱，唇面黄白，少气烦乱，动则昏冒，若误与此，反致增剧，则必倍加人参，速固无形之气，必救有形之血也。胎伤下血腹痛，本方加阿胶、蕲艾、杜仲、续断、白术、条芩服。交骨难开，本方加龟板、发灰，下输阴道，名开骨散，又名加味芎归汤。至如寒加姜、桂，热加黄芪，汗加桂枝，搐加荆芥，又当以意消息加减可也。

横生倒产，子死腹中，本方加黑马粒豆一合，炒焦，乘热淬入酒中，再加童便、水各半煎服，少刻再服。产后恶露停瘀，上攻迷晕，宜急服之。产后瘀血上冲，入肺而咳，本方加桃仁、红花、杏仁、川贝、延胡索，以破其瘀。徐玉《神验方》言：本方如佛手之神妙也。

回生丹

大黑豆三升，水浸，取壳，用绢袋盛壳，同豆煮熟，去豆不用，将壳晒干，其汁留用　红花三两，炒黄色，入好酒四碗，煎三五滚去渣，存汁听用　苏木三两，打碎，河水五碗，煎汁三碗，听用　米醋九斤，陈者佳　锦纹大黄一斤，为末。

上，将大黄末一斤，入净锅内，下米醋三斤，文火熬之，以长箸不住手搅之，成膏，再加醋三斤熬之，又加醋三斤，次第加毕，然后下黑豆汁三碗，再熬，次下苏木汁，次下红花汁，熬成大黄膏，取入瓷盆，覆之。大黄锅巴亦产下，入后药，同磨。

人参二两　地榆五钱，酒洗　当归一两，酒洗　三棱五钱，醋浸透，面裹煨　川芎一两，酒洗　白术三钱，米泔水浸，炒　苍术一两，米泔水浸，炒　青皮三钱，去穰，炒　桃仁一两，去皮尖油　木瓜三钱　香附一两，醋炒　乌药二两五钱，去皮　蒲黄一两，隔纸炒　良姜四钱　茯苓一两　木香四钱　乳香二钱　没药二钱　延胡索一两，醋炒　五灵

---

① 证　原脱，据文义补。

脂五钱,醋煮化,焙干,研　川牛膝五钱,酒洗　白芍药五钱,酒洗　炙
甘草五钱　马鞭草五钱　川羌活五钱　秋葵子三钱　广橘红五钱
益母草二两　山萸肉五钱,酒浸,蒸,捣烂入药,晒　怀熟地一两,九次
蒸晒酒浸,如法制就

　　上众味并前黑豆壳共晒干,为末,入石臼内,下大黄膏,
拌匀,再下炼熟蜜一斤,共捣千杵,取起,为丸,每丸重二钱
七八分,静室阴干,须二十余日,不可晒,不可烘,待干后,
止重二钱有零,熔蜡护之,所谓蜡丸也。用时去蜡壳,调服。
其汤,又各有所宜,开列于后。

　　一治难产横生,用参汤服一二丸即下。如无参,用淡炒盐
汤亦可。凡胎已成,不食母血,足月血成块,谓之儿枕。将
产,儿枕先破,血裹其子,故难产。服此丹,逐去败血,须臾
自生。横产逆产同治。亦有因气血虚损难产者,宜多用人参。
凡儿手足先出,非催生药可入,必须稳婆先将手足推入,方可
用药催之,切记!

　　一治子死腹中,因产母染热病所致,车前子一钱煎汤,调
服二三丸,无不下者。若因血下太早,子死腹中,用人参、车
前子,各一钱,煎汤服。如无参,用陈福珍酒,车前子煎汤和
匀服。

　　一治胎衣不下,用炒盐少许,泡汤调服一丸或二三丸,
即下。

　　一治产毕血晕,用薄荷汤调服一丸,即醒。以上四条,乃
临产紧要关头,一时即有名医,措手不及。起死回生,此丹必
须以预备。

　　一治产后三日血晕,起止不得,眼见黑花,以滚水调服此
丹,即愈。

　　一治产后七日,气血未定,因食物与血结聚胸中,口干心
闷烦渴,滚水化服此丹愈。

　　一治产后虚赢,血热入于心肺脾胃,寒热似疟,实非疟

也，滚水下此丹，愈。

一治产后败血走注，五脏转满，四肢停留，化为浮肿，烦渴，四肢觉寒，乃血肿，非水肿也，服此丹愈。

一治产后败血热极，心中烦躁，言语癫狂，非风邪也，滚水调服此丹。

一治产后败血流塞心孔，失音，用甘菊花三分，桔梗二分煎汤，调服此丹。

一治产后误食酸寒坚硬之物，与血相搏，流入大肠，不得克化，泄痢脓血，用山楂煎汤，调服此丹。

一治产后饮食失节，兼以①怒气，余血流入小肠，闭却水道，小便涩结，溺血似鸡肝，用木通四分煎汤，调服此丹。又或流入大肠，闭却肛门，大便涩难，有瘀血成块如鸡肝者，用广皮三分煎汤，调服此丹。

一治产后恶露未净，饮食寒热不得调和，以致崩漏，形如肝色，潮热烦闷，背膊拘急，用白术三分，广皮二分煎汤，调服此丹。

一治产后血停于脾胃，胀满呕吐，非翻胃也，用陈皮煎汤，调服此丹。

一治产后败血入五脏六腑，并走肌肤四肢，面黄口干，鼻中流血，遍身斑点，危证也，陈酒化服此丹可愈。

一治产后小便涩，大便闭，乍寒乍热，如醉如痴，滚水调服此丹愈。

一治生产时，百节开张，血停经络日久，虚胀酸痛，用苏梗三分煎汤，调服此丹。

以上十三条，皆产后败血为害也，故此丹最有奇功。至产后一切奇证，医师不识，服此丹，无不立安。

催生神柞饮 妇人临产服之，活血逐瘀，可保万全，不拘

① 以 原作"致"，据文义改。

模生倒生，胎烂腹中，胀闷，及少妇交骨不开，用之屡效。

生柞枝二两，洗，锉　甘草五钱

上，将水两碗，煎一碗服。

又方

少妇初产，交骨不开，或因临盆太早，用力催逼，儿横腹内，诸药无效，此方百发百中，实救急之良方妙剂也。

川芎五钱　生柞枝一两，洗，锉　当归五钱　益母草一两　人参三分，另煎，冲

上，将水两碗，煎至一碗，冲入参汤，温服。产妇须仰卧片时，待药力到时，交骨自开，儿身顺正，然后扶起产母临盆，脱然而生，全不费力矣。方用柞枝，取其滑泽，益母动血活血，芎、归养血调气，人参接养母力，更兼安心静卧，使药力通达，自必脱然而产矣。

产　后

产后肠出方[*]

产妇肠出不收，用老鸦酸酱草一把，即龙葵也，水煎，先熏后洗，收乃止。

胞衣不下方[*]

产妇胞衣不下者，或因初产用力困乏，令将自己头发梢搅入喉中，恶心即下。或因风冷相干，致血瘀凝，或因下血过多，血枯，产路干涩，或血入胞衣，胀满疼痛，皆能使胞衣不下，均当用夺命散，即没药、血竭二味为散也，免致上攻心胸，胀满喘急，为害不小。且宜谕令稳婆随胎取下，莫使产母闻之，恐其受惊，则愈难下也。

预防发晕，置好醋于床头，用烧红栗炭，盆内常以米醋洒上，令房中常有醋气，或时焚旧漆器，皆妙法也。

血晕，恶露不下，益母草浓煎，加入童便，饮两碗，恶露即下。倘一时难觅，即自便亦妙。

心痛方 即葛可久花蕊石散，此方慎用，士谔。

产后心痛，用花蕊石一大块，火煅红，入陈醋内，如此者七次，取出，研为细末，每服六分，福珍酒送下。甚至恶血冲心，昏晕不省，或胎死腹中，胞衣不出致死，但心胸温暖者，急以童便调灌一钱，取下恶血，即安。若膈上有血，化为黄水，即时吐出，或随小便出，甚效。若阴虚火炎，中无瘀积者，误用必殆。

生化汤 专治产后恶露不通，服之神效！

川芎五分　泽兰一钱五分　楂肉炭一两　炙甘草五分　黑荆芥一钱　黑姜片八分，遇暑天，减轻些　全当归二钱　生香附二钱，捣碎

延胡索_{一钱五分}　上红花_{一钱}

　　上十味，用水两碗，煎至一碗，将药滤出，仍入水两碗，再煎至一碗，将药滤出①，将两碗药煎至一碗，温服，每日一剂，早晚服之。

　　回生保命黑龙丹　此丹治产后瘀血沁入心脾间，命在垂危，百药不救者，神验！

　　五灵脂_{二两，净}　川芎_{二两}　大生地_{二两}　高姜_{二两}　全当归_{二两}

　　上五味，入沙罐内，纸筋盐泥封固，煅红，候冷，取出，研细，再入后药。

　　百草霜②_{三钱}　生硫黄_{二钱}　真血琥珀_{七钱}　乳香_{二钱}　花蕊石_{二钱}。上五味，研细，同前药和匀。米醋煮面和丸，如弹子大。每临服，用炭火煅药通红，投生姜自然汁内浸碎，以无灰酒、童便和服，不过两服即愈③，神效！

　　鸡莝散

　　产妇小便不通，用雄鸡莝五枚，焙干，为末，用好旨④酒作二三次，空心服下即通。

　　产后中风方[*]

　　黑豆_{一茶盅}　连须葱_{五六枚}

　　上，将黑豆焙之有烟时，再以葱、黄酒一盅，水一盅半，共煎至一盅服。虽产后中风危急者，即愈。

　　乌金丸　专治产后恶血上攻，败血不止，心腹刺痛。

　　明天麻_{一钱六分}　陈金墨_{一钱}　真没药_{三钱，须要道地}　百草霜_{三钱}　寒食面_{三钱}

　　上，将金墨用水细细磨浓，和药成丸。一料分作四十九

---

①　将药滤出　原脱，据上文"将药滤出"文例补。
②　霜　原脱，据此药名称补。
③　即愈　原脱，据文义及前后文例补。
④　旨　美也。

粒，每粒虔诵大悲咒七遍，则灵验如神。每服一二丸，温酒或开水① 送下②。

做寒食面，乃寒食用酒和面为饼，中间包飞罗面，蒸熟，去包皮，将内白面收贮，听用。

活人举卿散 治新产血虚发痉。

荆芥穗，不拘多少，炒，研为末。每服三五钱，外以大黄豆卷，以热酒沃之，去豆卷，用汁调下，效如神。

血余散 治妇人转胞不尿，最能取效。

乱发，不拘多少，烧炭，入麝香少许，共研为末。每服米醋调滚汤，入发香末一钱，调下如神。

少乳方方二

牛乳一两，糖霜三钱，米粉三合，调匀，朝朝以白滚汤下之，其乳自多。

芝麻炒香，捣烂，入盐少许，食之即生乳。

产后血晕方*

恶血上冲，不知人事者，须先以两手提起产妇头发，勿放倒，如放倒，恐血攻心则不救。急以韭菜一把，切碎，先放入有嘴壶瓶内，再用米醋煮滚，冲入瓶内，上扎瓶口，以壶嘴出醋气，熏病人口鼻间，或以少许涂产妇口鼻，安定后③放手，以荆芥穗六分，炒黑，研细，热童便调，灌下即苏。即一时无药，单用热童便灌下，可救。如去血过多，时时发晕者，用当归五钱，川芎三钱，水煎服。

止乳方方二

产妇气血壮盛，乳房作胀，或无儿饮，因而肿痛，憎寒发热者，老丝瓜连④蒂连子，烧炭存性，为末，酒下，盖被出

---

① 温酒或开水 原作"或温酒开水"，据文义改。
② 每服一丸……送下 原在"心腹刺痛"下，据文义移。
③ 安定后 其下原衍"然后"二字，据文义删。
④ 连 原作"近"，形近之误，据文义及上文文例改。

汗，即消。

或用麦芽三两，炒熟，水煎服立消。外用长布束紧，以手揉散自消。

乳涌方*

劳役过度，乳出如泉，神昏痰塞者，以独参汤灌之，即苏，再以十全大补汤服之。

产后腹胀闭结，闷胀气结，坐卧不安，大麦芽，炒，为末，用一合，陈酒调下。一方，每服三钱。

产后面紫，乃恶血上冲，气壅，故目不合，山楂一两，炒焦①，童便煎服。

产后面黑，乃恶血入肺，发喘欲死，苏木一两，水三盅，煎至一盅，调人参细末五钱服。

治产后恶露不尽发热，用童子母鸡一只，竹刀杀，干挦②去毛，破肚，将陈酒洗净，用益母草花一二两，装入鸡肚内，加陈酒浸，隔汤炖③烂，去益母花，只将鸡淡吃，连酒汁亦吃；留鸡骨，炙存性，研末，砂糖调，酒送④下，一二只即愈⑤。先吃鸡一只，将第二三只，金茶匙草代益母花，照前法，入鸡肚内，炖吃。

产后血晕，韭菜切，入有嘴瓶内，将米醋三碗煎滚，入瓶内，将瓶嘴塞产妇鼻孔即醒。

产后阴翻，泽兰叶煎浓汤，熏洗即收。

吹乳不通，雄猪前脚爪一个，鬼馒头二个，并煮食之，一日即通。虽无子女人食之，亦有乳。

----

① 焦　原作"枯"，据此药炮制法改。
② 挦（xián 咸）拔也。
③ 炖　原作"煮"，据文义及"隔汤熟物白炖"改。
④ 送　原作"过"，据文义改。
⑤ 一二只即愈　原在"入鸡肚内，炖吃"下，据文义移。

妇人杂证

治乳岩方　此病因乳中生①一粒大如豆，渐渐大如鸡蛋，七八年后方破烂，一破则不可再治矣，急宜服此药。

生蟹壳数十枚，放砂锅内焙焦，为末。每服二钱，好酒调下。须日日服，不可间断。

青皮散　治乳痈初起。

青皮去穰　山甲炒　白芷　甘草　土贝母各八分

为细末，温酒调服。

乳痈乳痛敷方

活鲫鱼一个　鲜山药一段，如鱼长者

同捣烂，敷上，以纸盖之。

吹奶乳痈方＊

南星　半夏　皂角去皮弦子，炒黄　五倍子去虫窠，炒黄

各等分，研极细末，醋调，敷一宿，立效。

乳痈煎方

乳香一钱　没药五分　薏苡仁一钱　川芎五分　甘草五分　防风一钱　银花二钱　知母一钱　当归五分　瓜蒌仁二钱　陈皮一钱　木通一钱　香附一钱　贝母五分　橘叶二十片，鲜者更妙

水酒各半煎，食后服，四服必愈。

乳痈、乳岩及外吹，螃蟹蒸熟，取脚上指甲，砂锅内微火炙脆，研末，一两配鹿角（锉末）二钱。如遇此证，用陈酒，饮一杯，将药一钱或八分放在舌上，以酒送下，再饮一杯。俱食后服。

---

① 生　原无，据文义补。

治乳癣，用蛤蟆一个，去皮，令净，入半夏二钱，麝香半分，共打烂，为一大饼，敷患处，用帛缚之，约三时许解去，其效如神！

乳痈奶疖，活螃蟹十余只，取爪角尖约七八钱，阴阳瓦焙[1] 黄，为末，陈酒送下，出汗即愈。

治乳痈癣疬疬敷药，用野花椒叶，晒干、为末，鸡蛋清调敷，立愈。

神效瓜蒌散 治妇人乳疽奶痨。

黄瓜蒌多子者，一个，去皮，焙，为细末，如急用，只研烂 川当归洗，去芦，焙，切细，半两 生甘草半两 滴乳香一钱，另研 通明没药二钱半，另研

上用无灰酒三升，用于银器中，慢火熬至一升清汁，分为三次食后服。如有奶痨，便服此药，杜绝病根。如毒气已成，能化脓为黄水，毒未成，即内消。疾甚者，再合服，以退为度。乳疽之方甚多，独此一方，神效无比，万不一失。

内消乳痨方

大贝母、白芷，等分为末，每服二钱，白酒下。如有郁证，加白蒺藜。若有孕，忌用白芷。

治男妇乳痨秘方 无不立愈。

鲜橘叶多些 夏枯草 香附童便制 青皮

先将夏枯草切碎用，青皮、香附晒干，后将橘叶放石臼内打烂，同前药拌匀，再晒极干后，方上磨为极细末，陈米饭为丸，白汤下，不拘时服。

治乳瘰疬，溃烂者，方可服，神效！

雄鼠粪三钱，两头尖者是也 土楝树子三钱，经霜者佳，川楝不用露[2] 蜂房三钱

---

① 焙 原作"炙"，据文义改。
② 露 原作"霜"，据此药名称正之。

俱煅存性，为末，分为三服，酒下，间两日服一服，痛即止，脓尽，收敛，奇效！

治乳痛方[*]　极凶者，不过四帖。

炒白芍药八分　甘草三分　苏梗七分　柴胡七分　炒黄芩八分　香附一钱，醋炒　当归八分，酒洗　川芎七分　金银花钱半　贝母钱半　连翘八分　瓜蒌霜八分，去油，净

加橘红叶三十片，水二盅，煎八分，食远服。无孕，加青皮八分（醋炒）；有孕①，加姜汁炒砂仁末五分，同煎。

一方，瓜蒌用一个，去油。

海上乳毒奇方

当归　漏芦　穿山甲　独活　乳香　没药　桔梗　青皮

水酒煎服，立消。

雄黄藜芦散　治妇人阴中突出如蛇，或鸡冠菌样者。

雄黄一两　冰片二分　轻粉一钱　鳖头煅黄色，一钱　葱管②　藜芦二钱，研细如面

俱为末，和匀，再研，瓷罐收贮。先用芎归汤煎洗，随后搽药，早晚二次，其患渐收。

芎归汤

川芎　当归　白芷　甘草　胆草各等分

每用五钱，煎汤洗患处，搽药。

妇人乳肿方[*]　名必胜散。不论内外吹。

取山③谷大杨树上木耳菌，拭净，瓦上焙④焦存性，为末，每服三钱，砂糖调，陈酒送下，即消。

妇人阴户内生疮，痒痛难堪，用鲜猪肝，切成条，于香油

---

① 有孕　其下衍"去青皮"三字，据此方无青皮之文删。

② 葱管　其下脱用量。

③ 山　原作"五"，据文义改。

④ 焙　原作"炙"，据文义改。

中微荡过，拌樟脑、川椒末，插入阴①户内引蛆虫，候一时辰取出，再换，二三条即愈。

妇人阴户内生疮，作痒，活蚌一个，剖开，将有肉半个手拿，对阴户一夜，次日又用一个，全安。蚌蛤亦不用甚大，量阴户大小用之。

妇人阴疮，如虫咬痒痛者，生捣桃叶，绵裹纳之，一日三四易。

妇人交接伤阴，出血不止者，用五倍子，研极细末搽之。

---

① 阴　原脱，据上文"阴户内生疮"文例补。